U0743204

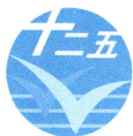

全国中医药行业中等职业教育"十二五"规划教材

精 神 护 理

（供护理、中医护理专业用）

主　编　郑　军（四川省达州中医学校）
副主编　付昌萍（成都中医药大学附属医院针灸学校）
　　　　秦　芳（安阳职业技术学院）
编　委（按姓氏笔画排序）
　　　　邓金美（四川省达州中医学校）
　　　　刘书莲（郑州市卫生学校）
　　　　张瑞恒（甘肃省中医学校）
　　　　茶国萍（云南省大理卫生学校）
　　　　徐　凤（曲阜中医药学校）

中国中医药出版社
·北 京·

图书在版编目（CIP）数据

精神护理/郑军主编．—北京：中国中医药出版社，2015.9（2018.8重印）

全国中医药行业中等职业教育"十二五"规划教材

ISBN 978 - 7 - 5132 - 2688 - 2

Ⅰ.①精… Ⅱ.①郑… Ⅲ.①精神障碍 – 护理学 – 中等专业学校 – 教材

Ⅳ.①R473.74

中国版本图书馆 CIP 数据核字（2015）第 167424 号

中 国 中 医 药 出 版 社 出 版

北京市朝阳区北三环东路 28 号易亨大厦 16 层

邮政编码　100013

传真　010 64405750

山东百润本色印刷有限公司印刷

各地新华书店经销

＊

开本 787×1092　1/16　印张 11.75　字数 262 千字

2015 年 9 月第 1 版　2018 年 8 月第 3 次印刷

书　号　ISBN 978 - 7 - 5132 - 2688 - 2

＊

定价　35.00 元

网址　www.cptcm.com

全国中医药职业教育教学指导委员会

前　言

中医药职业教育是我国现代职业教育体系的重要组成部分，肩负着培养中医药多样化人才、传承中医药技术技能、推动中医药事业科学发展的重要职责。教育要发展，教材是根本，是提高教育教学质量的重要保证，是人才培养的重要基础。为贯彻落实习近平总书记关于加快发展现代职业教育的重要指示精神和《国家中长期教育改革和发展规划纲要（2010—2020 年）》，国家中医药管理局教材办公室、全国中医药职业教育教学指导委员会紧密结合中医药职业教育特点，适应中医药中等职业教育的教学发展需求，突出中医药中等职业教育的特色，组织完成了"全国中医药行业中等职业教育'十二五'规划教材"建设工作。

作为全国唯一的中医药行业中等职业教育规划教材，本版教材按照"政府指导、学会主办、院校联办、出版社协办"的运作机制，于2013年启动编写工作。通过广泛调研、全国范围遴选主编，组建了一支由全国 60 余所中高等中医药院校及相关医院、医药企业等单位组成的联合编写队伍，先后经过主编会议、编委会议、定稿会议等多轮研究论证，在 400 余位编者的共同努力下，历时一年半时间，完成了 36 种规划教材的编写。本套教材由中国中医药出版社出版，供全国中等职业教育学校中医、护理、中医护理、中医康复保健、中药和中药制药等 6 个专业使用。

本套教材具有以下特色：

1. 注重把握培养方向，坚持以就业为导向、以能力为本位、以岗位需求为标准的原则，紧扣培养高素质劳动者和技能型人才的目标进行编写，体现"工学结合"的人才培养模式。

2. 注重中医药职业教育的特点，以教育部新的教学指导意见为纲领，贴近学生、贴近岗位、贴近社会，体现教材针对性、适用性及实用性，符合中医药中等职业教育教学实际。

3. 注重强化精品意识，从教材内容结构、知识点、规范化、标准化、编写技巧、语言文字等方面加以改革，具备"精品教材"特质。

4. 注重教材内容与教学大纲的统一，涵盖资格考试全部内容及所有考试要求的知识点，满足学生获得"双证书"及相关工作岗位需求，有利于促进学生就业。

5. 注重创新教材呈现形式，版式设计新颖、活泼，图文并茂，配有网络教学大纲指导教与学（相关内容可在中国中医药出版社网站 www.cptcm.com 下载），符合中等职业学校学生认知规律及特点，有利于增强学生的学习兴趣。

本版教材的组织编写得到了国家中医药管理局的精心指导、全国中医药中等职业教育学校的大力支持、相关专家和教材编写团队的辛勤付出，保证了教材质量，提升了教材水平，在此表示诚挚的谢意！

　　我们衷心希望本版规划教材能在相关课程的教学中发挥积极的作用，通过教学实践的检验不断改进和完善。敬请各教学单位、教学人员及广大学生多提宝贵意见，以便再版时予以修正，提升教材质量。

国家中医药管理局教材办公室

全国中医药职业教育教学指导委员会

中国中医药出版社

2015 年 4 月

编写说明

为了贯彻关于加快发展现代职业教育的精神，确立职业教育在国家人才培养体系中的重要地位，推动我国护理教育事业全面、协调、可持续发展，适应全国护士执业资格考试大纲的新要求，配合全国中医药行业职业教育"十二五"规划教材建设，在全国中医药职业教育指导委员会、国家中医药管理局教材办公室统一规划、宏观指导下，我们组织了部分院校的"双师型"教师和长期从事精神临床护理工作的专家共同编写了本教材。

本教材主要供中等职业学校护理、中医护理专业的学生使用，在编写过程中以学生为中心，突出思想性、科学性、实用性、启发性、教学适用性。既注重学生对《精神护理》基础理论、基础知识、基本技能的掌握，又以现代职业教育精神为指导，注重课程内容与职业标准、教学过程与生产过程的对接，"崇尚一技之长"，结合临床工作实际，强调学生实践能力的培养，并与最新的国家护士执业资格考试大纲紧密接轨。通过学习，学生能对异常精神活动现象有更全面的认识和了解，具备精神科护士的基本素质，掌握精神科护理的基本技能，具有初步运用精神科护理程序对常见精神障碍患者进行整体护理，指导社区、家庭对精神障碍患者进行防治与康复的能力。

全书共分十三章。其中，第一章、第二章由郑军编写；第三章、第十二章、第十三章由张瑞恒编写；第四章、第七章由秦芳编写；第五章由邓金美编写；第六章由徐凤编写；第八章、第九章由付昌萍编写；第十章由刘书莲编写；第十一章由茶国萍编写。

在本书的编写过程中，得到了中国中医药出版社的大力帮助和指导，同时各参编单位也给予了极大支持。在此，谨致谢忱！

由于时间比较仓促，书中如存有错误或不足之处，恳请广大师生及护理界同仁提出宝贵意见与建议。

《精神护理》编委会

2015 年 6 月

目　录

第一章 绪 论

学习目标

1. 掌握精神护理的基本任务与基本要求。
2. 熟悉精神障碍、精神护理的概念及精神障碍的病因及分类。
3. 了解精神障碍发展简史与发展趋势。

第一节 基 本 概 念

一、精神障碍的概念

迄今为止，仍有许多人对精神疾病患者有偏见。提起"精神障碍"，不少人会感到进入了另一个"陌生且怪异的世界"，认为"精神障碍"就是"精神病"，"精神障碍"的人就是"疯子"，常联想到一个个满身泥污、行为古怪、时哭时笑、呆滞冷漠或暴躁凶残的人，认为"精神病"是一个令人恐惧而又充满神秘色彩的名词，患精神疾病是一件不光彩的事，在生活中不少人把"精神病"当作贬义词使用。这是对精神障碍者的传统的、不科学的认识，是对精神疾病缺乏基本常识。

（一）精神与精神卫生

1. 精神 精神是高度组织起来的物质，即人脑的产物，是客观世界在人脑中的反映，包括认知、情感、意志与行为等活动，是人类在认识客观世界、改造客观世界过程中产生的，是对客观世界主观能动性的反映。客观世界是精神的源泉，人脑是其物质基础。

2. 精神卫生 狭义的精神卫生是指研究精神疾病的预防、医疗和康复，即预防精神疾病的发生；早期发现、早期诊断、早期治疗；促使慢性精神病者的康复，重归社会。广义的精神卫生是指不仅研究各类精神疾病的防治，同时探讨如何保障健康人群的心理健康，以减少和预防各种心理和行为问题的发生。

（二）精神障碍

精神障碍是指个体在多种因素的影响下，大脑功能失调，导致认知、情感、意志、行为及人格等精神活动偏离正常范围，出现不同程度的心理与行为的异常改变。

精神健康与精神障碍并非对立的两极，而是一个移行谱。精神障碍包括一系列轻重不等的精神活动异常，即不仅包括精神疾病，还包括亚健康状态。它可给个体带来痛苦，同时可以损害其社会功能。

精神障碍的初步判断：

1. 护理对象的行为与所处环境的统一性 如其他同学都在座位上坐着听老师讲课，而某学生突然站起来旁若无人地高声歌唱。

2. 护理对象的认知、情感、意志行为的协调性 如某患者病前和父亲感情很深，当听到家人说其父亲去世时，他表情轻松愉快，唱着歌转身离开……

3. 护理对象个性特征的相对稳定性 如一老教师，颇有修养，但从半年前丧偶以来，出现情绪不稳定，动辄争吵不休，破口大骂。

4. 护理对象在量表检测中的异常性 结合临床症状，选择合适心理测验量表，得到量化的评估资料，为分析、诊断精神状况提供依据。

二、精神护理的概念

精神护理是指应用精神医学知识和一般护理学的理论对精神障碍患者实施科学护理的一门应用学科。它是精神医学的重要组成部分，也是护理学的一个分支。它是在精神医学理论和护理学理论的基础上，综合医学、心理学、社会学，解决与精神卫生有关的护理问题，以患者为中心，为其提供家庭式、社会化的治疗护理环境，帮助其学习和形成健康的行为模式，增进适应社会的能力，帮助患者早日恢复健康，回归社会的科学。

第二节 精神护理发展简史与发展趋势

一、精神护理发展简史

精神护理形成比较晚。国外有关精神护理的文字记载源于 1814 年希区（Hitch）在精神病疗养院使用受过专门训练的女护士进行专门的看护工作。继之，南丁格尔在《人口卫生与卫生管理原则》一书中强调注意患者的睡眠与对患者的态度，防止精神疾病患者伤人、自伤。从此开始了要求护理人员在临床医学各科工作中不能忽视对精神问题的关注。1873 年，理查兹（Linda Richards）提出了要以护理内科疾病患者同等水平来护理精神障碍患者，重视患者躯体方面的护理与生活环境的改善。由于她的贡献及影响，确定了精神护理的基础模式，她也因此被称为美国精神护理的先驱。

美国最早专门为培训精神护理人员而开办的护理学校创设于 1882 年马萨诸塞州的马克林医院，它包含两年的课程，但课程中很少有精神科方面的内容。当时精神科护理人员的主要工作依然是照顾躯体各项功能，如给药、提供个人卫生等。心理护理在当时的课程中只是提到要有耐心及亲切地照顾精神上有障碍的患者。

进入 20 世纪 30 年代后，精神护理的角色逐渐发生了一些变化。由于精神科治疗方法的快速发展，许多躯体疗法在精神医学领域得到了广泛应用，如深度睡眠疗法（1930）、胰岛素休克疗法（1933）、精神外科疗法（1935）、电抽搐疗法（1938）等，特别是 1953 年将精神科药物应用到临床后，精神科护理随之增加了许多治疗性的内容，从根本上改变了精神科缺少治疗手段的困境。随着治疗效果的明显改善，住院患者不断增加，这就需要大量有经验的专科护理人员来担任护理工作。因此，精神科护士首次在精神科治疗中获得了有意义的角色地位。患者在得到新的疗法并改善症状后，变得更能接受心理治疗，从而促进了心理治疗对精神障碍的治疗效果。但与此同时，这种倾向也增加了精神护理人员的工作压力，他们不仅要掌握和发展更有效的护理技术，还要学习和实施不同层次的心理护理。因此，现代精神护理的概念已从单纯护理患者的生理问题扩展到关心和处理患者的生理、心理、社会功能问题，从而使患者能真正从医院重返社会。

新中国成立前，由于连年战争和经济落后，我国缺医少药，医疗设备简陋，专业护理人员严重不足，技术力量极其薄弱，精神障碍的治疗和护理更得不到重视和发展。直至新中国成立后，精神障碍的治疗和护理才得到应有的重视和发展，各级精神病医院在全国纷纷建立，大量受过培训的护士加入到精神护理队伍。20 世纪 90 年代，成立了全国精神护理专业委员会并制定出一系列的精神卫生保健护理管理制度，各省也纷纷成立分会，精神护理事业真正步入正轨并得到健康发展，护士的知识结构和文化水平都有了很大提高，各种教育培训方式培养出大批高层次护理人才从事精神护理，精神科护理的服务质量、业务水准、教育教学、科学研究等都有了很大进步，从而促进和推动了精神护理事业的蓬勃发展。

二、精神护理发展趋势

随着生物学和神经科学的巨大进展，人们逐渐意识到心理、社会文化因素对精神活动的影响，这就促使精神护理的发展进入了一个全新的阶段。在目前形势下，精神护理的发展趋势是：

（一）向系统化整体护理发展

目前，临床各科护理已经由原来的功能制护理、责任制护理，发展为当前的系统化整体护理，要求护理人员必须给予患者最佳的护理照顾。同时，随着社会经济的不断发展，人民群众对护理工作的需求层次也在不断提高，这就要求护理人员要不断提高自己的综合素质和业务水平，积极拓展精神护理的知识范围，并最大限度地吸收新理念、新技术，以满足当前和未来临床护理工作的需要。

（二）向开放式护理发展

生物－心理－社会医学模式强调人与周围环境的协调和社会适应，对精神障碍患者封闭式的治疗和管理严重影响了患者的心身健康，导致患者因长期住院而与社会隔绝，造成其社会功能减退，很大程度上阻碍了他们重返社会的机会。而实施开放式护理，能有效增加患者与社会的联系，促进患者精神康复和重返社会。

（三）向社区－家庭护理发展

随着抗精神障碍药物的应用和治疗方法的不断增多，精神障碍患者的临床症状大多能够得到较快的缓解而不需要长期住院治疗，这不仅可以缩短住院时间，减少住院综合征的出现和社会功能的减退，而且在很大程度上减少了患者的经济负担并满足了患者就近就医的需要，这就对精神科护理工作及服务范围提出了新的、更高的要求。精神科护理工作必须从医院护理扩展到社区精神卫生护理，最终延伸到对社区内精神障碍患者的家庭治疗及康复护理上去，它对预防复发、减缓和减少精神衰退并最大限度地保存患者的正常社会功能起着十分重要的作用。

（四）向康复护理发展

精神障碍所导致的患者社会功能的严重损害和精神残疾，极大地影响了其正常生活并在一定程度上影响到社会的安定和谐，这是一个非常重要的医疗问题和社会问题。加强患者社会功能的恢复，减少精神残疾的发生是精神卫生工作中十分重要的部分。训练患者生活、学习、工作、社交技能是减少精神残疾的重要手段，护士在患者康复过程中发挥着重要的作用，这也是精神护理的重要内容和发展趋势。

第三节　精神护理的基本任务与精神科护士的基本要求

一、精神护理的基本任务

精神护理的目标在于运用治疗性关系和治疗性沟通技巧，帮助患者形成健康的行为模式，增强其社会适应能力，使其逐渐康复，并最终重返家庭和社会。因此，研究如何建立科学的护理体系，以便更好地服务于精神障碍患者，帮助患者恢复正常的生理及社会功能，保持个体的心理健康，是精神护理的核心任务。

（一）研究和实施对精神障碍患者进行科学管理的方法和制度，为患者提供安全、舒适的治疗和休养环境，防止意外事故的发生，以确保治疗和护理工作的顺利完成。

（二）研究和实施与精神障碍患者进行有效沟通的途径与方法，应用沟通技巧与患者建立良好的治疗性人际关系，进行有效的治疗性沟通。探索和理解患者正常与异常的心理活动，做出正确的护理评估，确定恰当的护理目标并实施有效的护理措施，开展有针对性的心理护理。

（三）研究和实施对精神障碍患者的各种专科治疗的护理，训练和恢复患者的正常生活能力和社会功能，促进患者康复并回归社会。

（四）研究和实施精神科护理过程中的伦理及相关法律问题，以维护患者权利与尊严，以确保患者得到应有的尊重与恰当的治疗，对失去责任能力的患者提供一定的法律保护。

（五）研究和实施怎样在精神障碍治疗机构中规范护理文书，以协助诊断，防止意外事件发生，并为医疗、科研、教学、法律和劳动鉴定等积累资料。

（六）研究和实施怎样在医院、社区和社会开展精神卫生宣传教育工作，认真贯彻预防为主的方针，做到对精神障碍的防治结合以及医院与社区结合，促进患者回归社会。

（七）研究如何提高精神科护理人员的医德修养和业务素质，使其具备同情心以及人道主义精神，能够真正做到关爱患者，掌握为精神障碍患者解除病痛的理论知识和专业技能。

二、精神科护士的基本要求

精神护理人员的工作对象是各种精神障碍的患者。由于一些病情严重者表现出思维紊乱、行为怪异、丧失工作、学习和生活的自理能力，部分患者不仅不承认有病，还可能伤及自身、危及家庭和社会，这就对精神科护理人员各方面的素质提出了更高的要求，具体表现在：

（一）健康的心理及良好的心理应激能力

护士的心理状态对患者产生很大的影响。工作中只有保持健康的心理和乐观、开朗、稳定的情绪，才能提高护理质量与效率；反之，如果护士心理状态不良，一旦出现烦躁、焦虑、抑郁等情绪时，则容易对患者构成不良的心理感染效应，甚至出现护理中的差错或事故。同时，护理对象的异常精神活动也不可避免地对护理人员构成心理的感染性威胁。因此，要求护理人员通过应激反应将其转化为积极的、健康性因素保护自己；通过护理活动，还可促进护理对象的精神健康。

（二）敏锐的观察能力和分析能力

精神疾病患者大多对自身症状缺乏认识，不安心住院，为了早日出院常常隐瞒病情。有的患者想出走或自杀，表面却装作若无其事，甚至一反常态地表现出积极配合、友好合作、心情愉悦；有的患者在疾病复发前有睡眠、情绪或行为异常的先兆。因此，精神科护士要具有敏锐的观察力，保持较高的警惕性。同时，护士要运用自己掌握的知识，对所收集的资料进行分析，做出正确的判断，及时采取措施，防止意外发生。

（三）丰富的专业知识技能与人文修养

专业知识除了学习护理学与医学基础知识之外，还应学习心理与精神医学等相关基础知识。同时，掌握运用行为治疗及心理治疗来矫正和改善患者不恰当行为的方法，尤其是在患者有自伤、伤人、暴力侵犯等行为时，更要有立即处理并制止其行为扩大的能力。在精神临床护理工作中，技术操作相对较少，而更多的是与患者的沟通交流。但是这种沟通并不容易，加上患者的背景又各不相同，因此，护士必须具有良好的人文修养，真正理解患者的心理状态和需求，并且给予患者有效的帮助。此外，还要了解不同地域的风俗文化，以消除文化屏障，促进沟通。

（四）良好的职业道德和敬业精神

良好的职业道德是一名精神护理人员必须具备的。因为许多精神障碍患者在病态下无法控制自己的行为，生活不能自理，经常出现一些自伤、伤人、暴力侵犯等行为，所以精神科护理工作比其他科的护理工作更加艰辛。尊重护理对象是最基本的职业道德要求，任何时候、任何场合都不能愚弄、嘲笑、歧视甚至侮辱他们，不任意约束护理对象，更不能恐吓、威胁、报复护理对象，要一视同仁，尊重其平等就医权；关心和爱护护理对象，有同情心与责任感，面对患者的异常行为，要做到不厌其烦，耐心细致，而且面临患者暴力行为的威胁及其他行为所带来的困扰时，要充分理解患者的痛苦，正确认识精神障碍所造成的异常行为的病态性。

第四节 精神障碍的病因及分类

一、精神障碍的病因

目前，精神病学中除了器质性精神障碍、精神活性物质依赖和部分精神发育障碍的病因已经明确外，大多数精神障碍的病因和发病机制都还在探索、研究之中。一般认为，引起精神疾病的原因可能是遗传与环境因素共同作用的结果，单个原因只是增加精神疾病的患病风险。生物、心理、社会等因素相互作用的现代医学模式的观点使我们对精神疾病的病因有了越来越清楚的认识。

（一）生物因素

1. 遗传因素 目前的研究表明，遗传因素是造成精神活动异常的重要因素之一。如精神分裂症、情感性精神障碍、人格障碍、儿童孤独症、儿童多动症、神经性厌食症、阿尔茨海默病等，常带有明显的遗传倾向；并且血缘关系越近，其发病率越高。目前绝大多数的精神障碍都不能用单基因遗传来解释，而是多基因相互作用，使患病风险性增加，加上环境因素的作用，从而导致疾病的发生。单个基因所起作用有限，遗传和环境因素的共同作用，决定了某一个体是否患病，其中遗传因素所产生的影响程度称为遗传度。即使有较高的遗传度，是否发病仍与环境因素有关。如精神分裂症同卵双生子同病率不到50%，即具有相同基因的双生子中的一个患精神分裂症时，另一个患精神分裂症的概率大约是50%。这提示基因虽然不能改变，但通过调控环境因素是有可能达到预防精神分裂症的目的。同时，应该消除有了遗传性就一定会发病的误解，只是与没有家族史相比，患病的风险性增加了。

2. 躯体因素 各种器质性疾病也可引起精神障碍，如躯体感染、颅脑疾病、内脏器官疾病等。

（1）**感染** 包括急、慢性感染。最常见的引起精神障碍的感染有败血症、流行性感冒、伤寒、肺炎、脑膜炎以及获得性免疫缺陷综合征等。由于各种病原体感染所引起的高热以及代谢产物的蓄积和吸收，均可导致脑功能紊乱，从而引起各种精神障碍。

（2）**颅脑疾病** 颅脑损伤、脑血管疾病、颅内肿瘤、脑变性疾病是引起器质性精神障碍的主要原因，特别是脑的弥散性损害和位于额叶、颞叶、基底核和边缘系统的病变更容易引起精神障碍。

（3）**内脏器官疾病** 如肝性脑病、肺性脑病、肾性脑病、脑膜炎、糖尿病、低血糖、系统性红斑狼疮、皮肌炎和白血病等疾病，如果引起水电解质平衡失调、衰竭、缺氧、毒性中间代谢产物等影响了脑功能或发生脑器质性病变，均可导致精神障碍。

3. 化学因素 某些外源性物质进入体内，可造成中毒或依赖。如一氧化碳、农药、镇静药、催眠药、酒精和鸦片类物质等的接触和使用均可影响中枢神经系统，从而导致意识和精神障碍。特别是近30年来，全球海洛因、苯丙胺、大麻等成瘾物质的依赖者急剧增加，已成为一个全球性的重大公共卫生和社会问题，在我国近年来也呈上升趋势，更应该引起我们的高度重视。此外，酒精所致的精神障碍也是全球关注的精神卫生问题之一。

4. 其他生物学因素 性别和年龄都不是精神障碍的致病因素，却可使机体的发育、心理活动、生理功能等表现出明显的个体差异，对一些精神障碍的发病有着重要影响。

（二）心理社会因素

1. 精神应激因素 精神应激通常是指生活中某些事件引起个体精神紧张和感到难于应付而造成心理压力。精神应激与精神疾病的关系可看成一个致病谱：一端是直接的致病作用，如某些强烈的精神应激可能引起心因性精神障碍，这种情况下精神应激起了主要的致病作用；另一端的精神应激在疾病发生中所起的作用小，是诱发因素，如精神分裂症、情感性精神障碍等。

2. 社会因素 自然环境（如污染、噪音、生存空间过小）、社会环境（如社会动荡、社会大的变革）、移民（尤其是移民到另一个国家）等，均可能增加精神压力，诱发精神疾病。不同的文化环境，亚文化群体的风俗、信仰、习惯也都可能影响人的精神活动而诱发疾病或使发生的精神疾病刻上文化的烙印。如恐缩症多见于东南亚国家；文化水平偏低人群，幻觉、妄想的内容多简单，常与迷信等内容有关，其幻觉内容往往以神、鬼、鼠、蛇或死亡的家人、亲属等形象为多，妄想内容多为被害、附体体验等，而高文化水平人群的妄想常以电波、光线、电子、卫星、物理性仪器遥控等居多。

3. 个性因素 个性是先天的禀赋素质和后天环境共同作用下形成的。现代研究认为，病前的性格特征与精神疾病的发生密切相关，不同性格特征的个体易患不同的精神疾病。如精神分裂症的患者大多病前具有分裂样性格，表现为孤僻少语，生活缺少动力，缺少热情或情感冷淡，不仅自己难以体验到快乐，对他人亦缺少关心，过分敏感，怪癖，趋向白日梦，缺少进取心等。又如癔症患者大多具有表演型性格特征，而具有强迫性格的人容易患强迫症。

简言之，生物、心理和社会文化因素在精神障碍的发生中共同起着决定性作用。而在不同的精神障碍中，不同的致病因素所起的作用大小也不同。许多精神障碍的发生是多种因素共同作用的结果。

二、精神障碍的分类

病症分类学的目的是把种类繁多的不同疾病按各自的特点和从属关系划分出病类、病种与病型，并列成系统，这样不但可以加深对疾病的研究与认识，也有利于诊断、治疗与护理。精神障碍的分类就是将各种复杂的精神症状和临床表现，以一定的标准和目的给予分类和整理，将各种精神症状根据症状的发生、临床特点、病程和转归的内在规律性，组合为不同的症状群（综合征），并将其标定为特定的精神障碍。

目前，我国精神科领域流行的精神障碍分类系统有 3 个。分别是中华医学会精神病分会编写的《中国精神障碍分类与诊断标准》（第三版）（即 CCMD - Ⅲ）；世界卫生组织编制的《国际疾病分类（第 10 版）精神与行为障碍》（即 ICD - 10）；美国精神障碍学会编制的《精神障碍诊断和统计手册》（第四版）（即 DSM - Ⅳ）。我国的分类标准主要是参照国际标准 ICD - 10，同时也参考了美国的 DSM - Ⅳ。

（一）国际精神障碍分类系统

世界卫生组织编写的《疾病及有关健康问题的国际分类》（ICD）简称国际疾病分类，第 10 版简称 ICD - 10，包括各科疾病。此书第 5 章是关于精神障碍的分类，在精神科文献中，ICD - 10 通常是 ICD - 10 第 5 章的简称。

ICD - 10 主要分类类别：

F00 - F09：器质性（包括症状性）精神障碍。

F10 - F19：使用精神活性物质所致的精神及行为障碍。

F20 - F29：精神分裂症、分裂型及妄想型障碍。

F30 - F39：心境（情绪性）障碍。

F40 - F49：神经症性、应激性及妄想型障碍。

F50 - F59：伴有生理障碍及躯体因素的行为综合征。

F60 - F69：成人的人格与行为障碍。

F70 - F79：精神发育迟滞。

F80 - F89：心理发育障碍。

F90 - F98：通常发生于儿童及少年期的行为及精神障碍。

F99：待分类的精神障碍。

（二）美国精神障碍分类系统

美国精神障碍学会编制的《精神障碍诊断和统计手册》（Diagnostic and Statistical Manual of Mental Disorders，DSM）（第 4 版）1994 年出版，即 DSM – IV。DSM 系统在精神障碍分类系统中具有较大的影响，是制定 ICD – 10 的参照标准。

DSM – IV 系统将精神障碍分为十七大类：

1. 通常在儿童和少年期首次诊断的障碍。
2. 谵妄、痴呆、遗忘及其他认知的障碍。
3. 由躯体情况引起、未在他处提及的精神障碍。
4. 与成瘾物质使用有关的障碍。
5. 精神分裂症及其他精神病性障碍。
6. 心境障碍。
7. 焦虑障碍。
8. 躯体形式障碍。
9. 做作性障碍。
10. 分离性障碍。
11. 性及性身份障碍。
12. 进食障碍。
13. 睡眠障碍。
14. 未在他处分类的冲动控制障碍。
15. 适应障碍。
16. 人格障碍。
17. 可能成为临床注意焦点的其他情况。

（三）中国精神障碍分类系统

我国 1958 年 6 月在南京召开了第一次全国精神病防治工作会议，提出了精神病分类草案，将精神疾病分为 14 大类；1978 年、1981 年、1985 年又对某些疾病的诊断标准作了修订；1989 年，中华精神科学会在西安召开会议，对中国精神疾病诊断标准委员会制定的精神疾病诊断与分类标准进行了审定并正式命名为中国精神疾病分类与诊断标准第 2 版（CCMD – II）；1994 年作了修订，称为修订版（CCMD – II – R）。2001 年发表了第三版，即 CCMD – III。此版本基本按照国际病症分类（ICD – 10）的方法（表 2 – 1 列出了 CCMD – III 与国际分类系统 ICD – 10 的比较），将精神疾病分为十大类：

1. 器质性精神障碍。
2. 精神活性物质与非成瘾物质所致精神障碍。
3. 精神分裂症和其他精神病性障碍。
4. 心境障碍（情绪性精神障碍）。
5. 癔症、严重应激障碍和适应障碍、神经症。

6. 心理因素相关的生理障碍。

7. 人格障碍、习惯和冲动控制障碍、性精神障碍。

8. 精神发育迟滞与童年和少年期心理发育障碍。

9. 童年和少年期多动障碍、品行障碍、情绪障碍。

10. 其他精神障碍及心理健康情况。

第二章 精神障碍症状学

学习目标

1. 掌握精神障碍常见症状的特点及临床意义。
2. 熟悉常见精神综合征的特征。

第一节 概　述

异常的精神活动通过人的外显行为如言谈、书写、表情、动作行为等表现出来，称之为精神症状。研究精神症状及其产生机制的科学称为精神障碍的症状学，又称精神病理学。

人的精神活动是一个非常复杂的、相互联系又相互制约的过程。许多精神障碍至今病因未明，尚缺乏有效的诊断性生物学指标，临床诊断主要是通过询问病史和精神检查，发现精神症状，进行综合分析和判断而得出。因此，精神障碍的症状学是精神医学的重要基础，掌握精神症状在临床工作中具有非常重要的意义，是做好精神科护理工作的第一步，即使在非精神科工作，识别精神症状，也是护理工作的重要内容。

确定精神症状的方法主要有两种：一是面谈，通过面谈，让患者描述其病态的内心体验，称为症状；二是观察，通过观察患者的言谈、表情、动作行为来发现的异常，称为征候。

每一种精神症状均有其明确的定义，并具有以下特点：①精神症状的出现不受患者意识的控制；②症状的内容与周围客观环境不相符；③症状一旦出现，难以通过注意力转移使其消失；④症状会给患者带来不同程度的社会功能损害。

在护理观察中，首先应确定患者是否存在精神症状以及哪些精神症状。其次，应了解精神症状的强度、持续时间的长短，并评定其对社会功能影响的严重程度。第三，应善于分析各种症状之间的关系，确定哪些症状是原发的，与病因是否直接有关，是否具有诊断价值；哪些症状是继发的，有可能与原发症状存在因果关系。第四，应重视对各种症状之间的鉴别，减少对精神疾病的误诊和漏诊。第五，应学会分析和探讨各种症状发生的可能诱因或原因及影响因素，包括生物学和社会、心理因素，以利于建立针对性的护理计划来减轻和消除症状。第六，在尽可能的情况下，帮助患者或家属明白不正常的表现是什么，不正常的可能原因是什么，如何才能消除这些不正常表现。

第二节　精神障碍的常见症状

通常按心理过程来归类与分析精神症状。一般分为认知（感知觉、思维、注意、记忆、智能等）、情感、意志行为等。

一、认知障碍

（一）感知觉障碍

1. 感觉障碍　感觉是指人脑对客观事物的个别属性的反映（如形状、颜色、重量、气味）。

（1）**感觉过敏**　指对刺激感受性增高，感觉阈值降低，表现为对外界一般强度的刺激产生强烈的感觉体验。如感觉阳光特别刺眼、轻柔的音乐特别刺耳、普通的气味异常刺鼻等。多见于神经系统疾病，精神科多见于神经症、更年期综合征等。

（2）**感觉减退**　指对刺激的感受性降低，感觉阈值增高，表现为对外界强烈的刺激产生轻微的感觉体验或完全不能感知（后者称为感觉缺失）。多见于神经系统疾病，精神科多见于抑郁发作、木僵状态、意识障碍和分离（转换）障碍等。

（3）**感觉倒错**　指对外界刺激产生与正常人不同性质或性质完全相反的异常感觉。如对甜的刺激产生苦的味觉，对声音刺激产生疼痛感，对凉的刺激产生灼热感。多见于癔症。

（4）**内感性不适（体感异常）**　指躯体内产生的各种不舒适或难以忍受的异样感觉，如牵拉、挤压、堵塞、游走、蚁行感等，对此种感觉难以用言语准确描述。患者主观感到痛苦，却不能明确具体的不适部位，可构成疑病观念的基础，往往伴有焦虑情绪。多见于抑郁状态、精神分裂症、器质性精神障碍、躯体形式障碍等。

2. 知觉障碍　知觉是指某客观事物的整体属性在人脑中的反映，是在感觉基础上，大脑对事物的各种不同属性进行整合，并结合以往经验而形成的整体印象。常见的知觉障碍有错觉、幻觉、感知综合障碍等。

（1）**错觉**　是对客观事物歪曲的知觉，也就是实际存在的事物被歪曲地感知为与实际完全不相符合的事物。

错觉可见于正常人，如在光线暗淡，或视、听觉减弱状态下，在疲乏、精神紧张、恐惧和期待等心理状态下都可产生错觉。如杯弓蛇影、风声鹤唳、草木皆兵等都是错觉的生动描述。正常人的错觉是偶然出现的，一般通过验证，能很快地被纠正和消除。

错觉按产生的感官不同，可分为错听、错视、错嗅、错味、错触、内感受器错觉。临床上以错听和错视多见。

病理性错觉常常在意识障碍时出现，多表现为错视或错听，并常有恐怖色彩，如把天花板上的灯泡看成一颗血淋淋的人头等。多见于器质性精神障碍的谵妄状态。

(2) 幻觉 是一种虚幻的知觉，是没有现实刺激作用于感觉器官时出现的知觉体验。幻觉的内容是以往知觉痕迹的重现，例如先天性失聪的人不会产生幻听，先天性失明的人不会产生幻视。幻觉是常见的知觉障碍，可以根据其所涉及的感觉器官、来源和产生条件进行不同的分类。

1）根据所涉及的感觉器官，幻觉可分为：幻听、幻视、幻嗅、幻味、幻触和内脏幻觉。

①幻听：指没有声音刺激时产生的声音知觉体验。此为临床上最常见且具有诊断意义的幻觉形式，患者听到的声音可以是单调的，也可以是复杂的；可以是非言语性的（如物体的响声、音乐声、鸟兽的叫声等），也可以是言语性的。其中又以言语性幻听最常见，内容多为命令性、评论性或议论性等，是精神分裂症的典型症状。患者常沉浸在幻听中，表现为频频点头、独自微笑，或随着幻听声音而翩翩起舞，或对空谩骂，或侧耳倾听，或将耳朵塞住，也可受幻听的支配而出现冲动、自伤、伤人、自杀、出走、拒药或拒食等行为。可见于多种精神病，以精神分裂症最常见。

典型病例：患者，女，21 岁，精神分裂症。

近一个月来，患者时常听到窗户外有同学在喊她，叫她出去谈论有关学习上的问题，还听到有邻居在议论，说现在的年轻人太懒了，不讲信用，好像是针对她。患者经常在窗户边侧耳听，时而对外谩骂。其父母说其实外面根本没有人，也没有人说话。

②幻视：指在没有视觉刺激的情况下出现的视觉体验。患者可看到一些并不存在的事物，内容丰富多样，从单调的光、色、独立的物体到复杂的人物、场景等情境性场面。有时患者对待幻视好像是一个旁观者，有时又是一个直接参与者。在意识清醒时出现的幻觉常见于精神分裂症，而在意识障碍时出现的幻觉，则多为生动鲜活的形象，常带有恐怖性质，多见于感染、中毒等所致的精神障碍。

③幻嗅：指在没有嗅觉刺激时，可嗅到一些使人不愉快的难闻气味。如血腥、变质食物、尸体腐烂、烧焦物品或化学药物的气味。幻嗅往往与其他幻觉和妄想结合在一起。如患者坚信他所闻到的气味是别人故意释放的，是要害他，从而加强了被害妄想的观念，患者可表现为掩鼻动作或拒食。多见于颞叶癫痫和精神分裂症。

④幻味：患者可尝到食物中并不存在的某种特殊的或奇怪的味道，因而拒食，并继发被害妄想。常与其他的幻觉妄想合并出现，主要见于颞叶癫痫或精神分裂症。

⑤幻触：患者感到皮肤表面有一种特殊的麻木、刀刺、电击、虫爬感等。有性器官接触感者，称为性幻觉。多见于精神分裂症或器质性精神障碍。

⑥内脏性幻觉：指固定于体内某一脏器或某一部位的明显异常感知，患者能清楚地描述其性质和位置，如感到内脏在扭曲、断裂、穿孔、心脏压缩或胃分裂成多个、有异物在胃内活动等。多见于抑郁症和精神分裂症。

2）根据体验的来源，幻觉可分为：真性幻觉和假性幻觉。

①真性幻觉：患者体验到的幻觉形象鲜明生动，如同外界客观事物形象一样，存在于外部客观空间，是通过感觉器官而获得的。患者常叙述这是他亲眼看到的、亲耳听到的，因而常常坚信不疑。

②假性幻觉：幻觉形象不够鲜明生动，存在于患者的主观空间如脑内、体内，不通过感觉器官而获得的幻觉。患者常常描述为没有通过耳朵或眼睛，大脑内就隐约出现了某种声音或影像。虽然此类幻觉与一般知觉不同，但患者往往仍然比较肯定地相信幻觉内容。

3）根据产生的条件，幻觉可分为：功能性幻觉、反射性幻觉、心因性幻觉和入睡前幻觉。

①功能性幻觉：又称机能性幻觉。是一种伴随现实刺激而出现的幻觉。即当某种感觉器官处于活动状态的同时出现涉及该器官的幻觉，正常的知觉与幻觉并存。常见的是机能性幻听。如在打开自来水管听到流水声（正常知觉）的同时听到有人在议论他（幻觉），关住水管后两种声音同时消失。多见于精神分裂症。

②反射性幻觉：当某一感官处于功能活动状态时，出现涉及另一个器官的幻觉。如患者在看到老师走进教室的同时就听到有人说自己是个坏学生。见于精神分裂症。

③心因性幻觉：是在强烈心理因素影响下出现的幻觉，幻觉内容与心理因素有密切联系，如看到亡故亲人的影子在房间里走动等。多见于应激相关障碍、分离（转换）障碍等。

④入睡前幻觉：是出现在入睡前的幻觉，多为幻视、幻听，与睡梦时的体验相近似。

（3）感知综合障碍 指患者对客观事物的整体属性能够正确感知，但对某些个别属性如大小、形状、颜色、距离、空间位置等产生错误的感知。常见的感知综合障碍包括：

①视物变形症：指患者感到周围的人或物体的形状、大小、体积、颜色等发生了变化。如看到某人脸变长、眼变小，鼻子却特别大。若感到外界事物变大称为视物显大症，变小称视物显小症。多见于癫痫。

②自身躯体感知综合障碍：指患者感到自己身体的某一部分在大小、形状等方面发生了变化。如患者感到自己的四肢变得极细极轻，头却特别大等，故反复照镜子。见于精神分裂症、癫痫等。

③空间感知综合障碍：指患者对周围事物的距离、空间位置等感知错误。如患者想把手机放在茶座上，与茶座实际距离尚远，放下去手机因而掉在了地上。

④时间感知综合障碍：指患者对时间的快慢出现不正确的感知体验。如感到时间凝固了，岁月不再流逝，外界事物停滞不前；或者感到时间在飞逝，似乎身处于"时空隧道"之中，外界事物的变化异乎寻常地快。可见于正常人、情感性精神障碍等。

⑤非真实感：又称现实解体，指患者感到周围事物和环境发生了变化，变得不生动、不明显或模糊不清，如隔帷幔、虚无缥缈、缺乏真实感。如感到周围的房屋、树木等像是纸板糊成的，毫无生机；周围人就像没有生命的木偶一样等。可见于抑郁发作、分离性障碍和精神分裂症等。

（二）思维障碍

思维是人脑对客观事物间接概括的反映，它可以揭露事物内在的、本质的特征，是人类认识活动的最高形式。思维包括分析、综合、比较、抽象、概括、判断和推理等基本过程。

思维障碍是精神科常见症状、临床表现多种多样，可大体分为思维形式障碍和思维内容障碍。

1. 思维形式障碍　思维形式障碍主要为思维过程的联想和逻辑障碍。常见的症状有：

(1) **思维奔逸**　指思维联想速度加快、思维活动数量增多和转换加速。思维有一定的目的性，内容丰富生动，但常随周围环境变化而转变话题（随境转移），或按某些词汇的音韵进行联想（音联），或按某些句子意义进行联想（意联）。患者表现为语量增多，语速变快，新概念不断涌现，内容十分丰富，自感脑子特别灵活，说话滔滔不绝，口若悬河，出口成章，下笔千言，一挥而就。但其表现出的思维逻辑联系肤浅，缺乏深思而给人以信口开河之感。多见于躁狂发作。

典型病例：患者，女，26 岁，双相障碍躁狂发作。

医生问病人这次为什么又住院的原因时，病人兴奋不已迅即答道："水到渠成，马到成功，踏平坎坷成大道。我追求真善美，我就是真善美的化身。科学科学，对称学，模糊学，人生哲学。我很快乐，这是病吗？若是病，我就要到最高人民法院打官司，当官不为民做主，不如回家种红薯，我要像松柏一样万古长青，造福人民。"当看到另一病人来找医生时，立即起来，彬彬有礼地说："天下病人是一家，请坐请坐。"

(2) **思维迟缓**　指思维联想速度减慢、思维活动数量减少和转换困难。表现为语量少、语速慢、语音低和反应迟缓。患者感到脑子就像生锈了的机器一样，变笨了，反应变慢了，思考问题困难。多见于抑郁发作。

(3) **思维贫乏**　指思维内容联想数量减少，概念与词汇贫乏。患者表现为沉默寡言，回答问题简单和单调，自感"脑子空虚，没什么可想的，没什么可说的"，缺少主动语言，对问题多以"是"或"不是"来回答，严重时可表现出完全缄默。常与情感淡漠、意志缺乏构成精神分裂症的三项基本症状。多见于精神分裂症和脑器质性精神障碍。

(4) **思维松弛**　又称思维散漫，患者思维活动表现为联想松弛，内容散漫，对问题的叙述不够中肯，也不切题，缺乏一定的逻辑关系，使人感到交谈困难，对其交谈的主题及用意也不易理解，严重时可发展为破裂性思维。多见于精神分裂症。

典型病例：患者，女，20 岁，精神分裂症青春型。

医生问她今年多大年龄时，患者随口答道："我 39 岁了，当皇后已 20 年，我是杨贵妃、慈禧太后，我们村很美，村里有许多宫女，我去过北京，北京有紫禁城，有长城，我要把我们村建成第二个北京城，我踩着水到过美国及中国香港、台湾地区，漂洋过海三个月……"说着，哈哈大笑。

(5) **思维破裂**　指患者在意识清醒的情况下，思维联想过程破裂，思维内容缺乏内在意义上的连续性和应有的逻辑性。表现为在患者的言语或书写中，虽然单独的语句在结构和语法上没有问题，但主题之间、语句之间缺乏内在联系，因而别人很难理解其意义。严重时患者表现为言语支离破碎，甚至个别词句中也缺乏联系，称为语词杂拌。如在意识障碍的背景下出现语词杂拌，称之为思维不连贯，是精神分裂症的特征性思维障碍，具有诊断意义。多见于精神分裂症。

典型病例：患者，男，23 岁，精神分裂症。

医生问："你在哪里工作？"患者答："这是多余的问题，卫星照在太阳上，阳光反射到玻璃上，跟着我不能解决任何问题，马马虎虎，捣捣糨糊。"问："你近来好吗？"答："我不是坏人，家中没有房产，计算机病毒是谁捣的鬼，我想回家。"

(6) **思维中断和思维被夺**　患者在意识清晰且无明显的外界干扰时，思维进程突然中断或表现为语言突然中止，自述脑子突然一片空白，为思维中断；如果患者认为其思想被某种外力夺走则为思维被夺。这两种症状发作时不受患者意愿的支配，并伴有明显的不自主感。多见于精神分裂症。

(7) **思维插入和思维云集**　患者体验到不属于自己的思想强行进入其脑中，不受意识支配，称思维插入。如果患者体验到强制进入的思想是大量涌现的，常常突然出现，突然消失，内容多变且无现实意义，称思维云集，又称强制性思维。此两种症状对诊断精神分裂症具有重要意义。多见于精神分裂症。

(8) **病理性赘述**　指思维进程虽能基本围绕主题，但过多地做不必要的详尽描述，纠缠于细枝末节，以至经常被一些毫无意义的繁文缛节掩盖了主要内容。患者表现为说话啰唆、重复、无重点。多见于癫痫、脑器质性和老年性精神障碍。

典型病例：患者，男，62 岁，癫痫。

医生问："你怎么来医院的？"患者答："我家门口有 K50 路公交车。我出门时碰到了老李，和他打招呼，但他没有看见我。我到车站的时候，老张正好在那里。我问他干什么去，他说要去买菜。正说着 K50 路车来了，我跑着上了车。走了 6 站后到了趵突泉站，我下了车，那里的人真多呀，有好多外地人在那里游玩。我等了 3 分钟，换了 K59 路车。上车后找了一个座位坐下来，过了泉城广场、解放路、历山路、文化东路，在燕子山路南头那个站下了车，老伴扶着我就走来了。"

(9) **思维化声和思维鸣响**　指患者进行思维时体验到自己的思想同时变成了言语声，自己和他人均能听到。如果患者体验的此种声音来自脑内，为思维化声；体验的声音来自外界为思维鸣响。多见于精神分裂症。

(10) **象征性思维**　指患者以无关的具体概念来代表某一抽象概念，不经患者自己解释，别人无法理解。如患者吞食骨头，表示自己具有"硬骨头"精神；患者反复握自己的手指头，握一下，表示一个人，孤独，握两下，表示夫妻关系好，握三下，表示高兴，握四下，表示机遇来临，有好运气。多见于精神分裂症。

典型病例：患者，男，34 岁，精神分裂症。

患者经常双臂舞动，有时将左腿放在右腿上，有时以右腿放在左腿上，有时双手捧着肚子或抱着头，患者对此行为不予解答。病情好转后回忆左臂代表全心全意为人民服务，右臂代表发挥人民的积极性，双臂摆动代表发挥大家的积极性全心全意为人民服务。左腿代表依靠群众，右腿代表克服困难，左腿放在右腿上代表依靠群众克服困难，右腿放在左腿上则代表克服困难依靠群众，双手捧着肚子代表保护人民，抱着头代表保护领导。

(11) 语词新作　指患者将不同含义的概念或词融合、浓缩在一起，或作无关的拼凑，或自创文字、符号、图形，并赋予特殊的意义，其他人无法理解。如"％"代表离婚；"♀&♀"表示同性恋。多见于精神分裂症。

(12) 逻辑倒错性思维　以推理缺乏逻辑性为特点，表现为患者推理过程或缺乏前提依据，或因果倒置，令人感到不可理解，离奇古怪。多见于精神分裂症和妄想性障碍等。

典型病例：患者，男，22 岁，精神分裂症。

患者记录本人思想情况如下："自己想到进化时，觉得人是由动物进化的，所以人不应当吃猪肉，又想动物是植物进化的，因此，又觉得吃蔬菜也不应该，以后又想植物是从土里长出来的，所以又觉得不应该站在地上，有时候觉得自己走了一万里地就比别人进化了一些。"

2. 思维内容障碍　思维内容障碍包括妄想、超价观念和强迫观念。其中妄想是思维内容障碍中最常见、最重要的症状。

(1) 妄想　是一种在病理基础上产生的歪曲的信念、病态的推理和判断。它虽不符合客观现实，也不符合所受的教育水平和文化背景，但患者对此坚信不疑，无法说服，也不能以亲身体验和经历加以纠正；妄想内容均涉及患者自身，并与其有利害关系；妄想内容与患者的文化背景和经历有关，且通常有浓厚的时代色彩。

1）根据妄想的起源分为原发性妄想和继发性妄想两种。原发性妄想的特点为突然发生，内容不可理解，此类妄想与其他心理活动和症状之间缺乏任何发生上的联系；继发性妄想是发生在其他病理心理基础上的妄想，如患者先有幻听，听到别人议论后产生被害妄想。其中原发性妄想是精神分裂症的特征性症状，具有临床诊断意义。

2）临床上通常按妄想的主要内容归类，常见的有：

①被害妄想：是最常见的妄想之一。患者坚信周围某人或某些团体对自己或与自己关系密切的人进行迫害。如投毒、跟踪、监视、诽谤等。患者受妄想的影响可出现拒食、反复控告、报警、逃跑、自伤自杀、伤人等行为。多见于精神分裂症偏执型、偏执性精神障碍等。

典型病例：患者，男，35 岁，精神分裂症偏执型。

患者入院前常听到有耳语声在讲他贪污了单位的钱，无端猜疑，说近段时间常有人跟踪监视他，检察院的人要来抓他，不去上班，待在家中紧锁房门，除家人外不见任何人。入院后，拒绝进食、服药，说有人在饭里下了毒，给他吃毒药，想整死他。

②关系妄想：患者感到周围环境中本来与他无关的事物认为与他有关。并常与被害妄想交织在一起。如认为周围人的咳嗽是故意刺激他；别人偶尔瞥他一眼就认为是对其不怀好意，图谋不轨；报纸、杂志上的某些文章被认为是故意影射、暗示或有意做给他看的等。可见于各类精神障碍，多见于精神分裂症。

典型病例：患者，女，26 岁，精神分裂症。

患者于一年前开始上班经常迟到早退，发呆，少语，近一个月不再去上班，整日躲在室内不出门，也不愿见人，平时关系要好的同事来看她毫无热情感，问其为什么不上班了，患者说自己无法上班了，学校的老师和同学都在议论她不尊重父母、不配做老师，连街上素不相识的人也冷眼看待她，对她嗤之以鼻，指桑骂槐说她是个不孝之女。

③被控制妄想：又称物理影响妄想，患者感到自己的思想、情感或意志行为等精神活动受到某种外界力量的控制，如受到电波、超声波、红外线、电磁波，或特殊的先进仪器的控制，而不能自主。如患者觉得自己的大脑已被电脑控制，自己成了机器人或傀儡。此症状对精神分裂症具有临床诊断意义。

典型病例：患者，男，42岁，精神分裂症。

患者三年来始终感到外部有一种特殊的仪器控制自己，控制其思想、言语、行为甚至包括大小便，认为自己处于"全控制"状态。当受到控制时，头脑非常难受、有紧束感、反应迟钝、不听自己指挥，四肢肌肉疼痛，背部发热难熬，早上不让他起床，也不允许料理个人卫生；而当仪器关掉时，才是一个自由人。

④夸大妄想：指患者自我评价异乎寻常增高。坚信自己有非凡的才华、地位、权势、财富等，如称自己是著名的科学家、明星、富翁、单位或国家领导人、名人的后裔等。可见于躁狂发作、精神分裂症及某些器质性精神障碍。

典型病例：患者，男，27岁，双相障碍躁狂发作。

患者近一个月来，兴奋话多，称自己才智过人，可以用很简单的方法解决全世界人口的粮食问题，自己研究了一种超级武器可以毁灭地球，说医生的医术还不如他高明，不用打针吃药就能把所有的病人治好，家里有上万亿的资产。

⑤罪恶妄想：又称自罪妄想。指患者毫无根据地坚信自己犯了严重的错误或不可宽恕的罪行，罪大恶极、死有余辜，应受到严厉的惩罚。可出现自杀、自伤、自首等行为。多见于抑郁发作，也可见于精神分裂症。

典型病例：患者，女，45岁，双相障碍抑郁发作。

病人自认与丈夫结婚前曾与一男性有过不足半个月的朋友交往而未向丈夫说过，这是对丈夫极大的不忠诚。结婚后也没有尽到母亲的责任使孩子考上名牌大学，因而不配做妻子，不配做母亲，是有罪过的人，对不起全家人，还不如死了好……

⑥疑病妄想：指患者毫无证据坚信自己得了重病或不治之症，即便经过一系列的详细检查和反复的医学检验也不能纠正患者的病态信念。常伴有反复就医的行为和焦虑不安的情绪体验。严重时患者会声称"自己的内脏消失了""自己身体的某一部分不存在了，只剩下一个躯壳""血液不流了"等，称为虚无妄想。多见于抑郁症发作、精神分裂症、更年期和老年期精神障碍。

典型病例：患者，女，52岁，更年期精神障碍。

患者近一年来月经很不规律，常有失眠及全身不定位的麻木、酸疼感。某日因食用了不洁的水果而出现了呕吐腹泻症状，经治疗很快好转，但病人自此常感腹部不适，食欲不振，怀疑自己患了肠癌，经医院大便常规、肠镜等数次检查均无异常发现，但说服不了病人，终日焦虑不安、到处求医，时而要求手术治疗，时而又要求化疗。多方解释毫无效果，并把医生的说服只认为是在安慰她、欺骗她，并不是为了治她的病。

⑦钟情妄想：指患者毫无根据地坚信自己被异性所钟情、爱恋，即使遭对方严词拒绝，仍坚信不疑，认为对方在考验自己的忠诚，纠缠不休。多见于精神分裂症。

典型病例：患者，女，23 岁，精神分裂症。

患者在学校一次聚会时一位男生无意中看了她一眼，回宿舍后反复遐想那位男生爱上了她，多次给其写求爱信，尽管男生一再表白并无此意，并郑重说明了自己有女朋友，毕业后就结婚，并把女朋友领来与她见面，但病人仍坚信对方是在骗她，校方出面做工作依然改变不了她的信念……

⑧嫉妒妄想：指患者毫无根据地坚信自己的配偶对自己不忠，有外遇。患者常对配偶跟踪、监视，暗中检查配偶的衣服、床单、提包、邮件、手机通话记录、短信等，以寻找配偶有外遇的证据。可见于精神分裂症、更年期精神障碍等。

典型病例：患者，男，48 岁，精神分裂症。

患者妻子系小学老师，自由恋爱结婚已 17 年，夫妻感情一直很好，其妻作风正派。近半年来坚信妻子与学校一男老师相爱，故每日接送上下班，上班时经常给校长打电话问询其妻子是否在校，且指派其弟暗地里跟踪、盯梢其妻与那位男的接触交往，下班不得晚到一刻钟，否则便问个究竟是非。晚上要检查妻子的衣物、信件，并逼迫妻子交代不轨行为。妻子单位领导和同事均出面说明不存在此事，但患者仍坚信妻子出轨。还怀疑邻居家的老头与其妻也有"暧昧"关系，阻拦与其来往……

⑨思维被洞悉妄想：又称内心被揭露感。患者认为其内心所想的事，未经任何语言文字表达就被周围人所知道。虽然患者说不出是怎样被人探知的，但确信已经是尽人皆知。此症状对临床诊断精神分裂症具有重要意义。

典型病例：患者，女，18 岁，精神分裂症。

患者为高中三年级学生，虽然高考临近，但自己不敢学习。对此患者解释说："我不能学习，因为我心里想的一切都被别人知道了。我如果学习，我做题的思路就被周围同学知道了，他们就会超过我。我现在就像一个透明人一样，所有人都知道我在想什么。"

(2) 强迫观念　又称强迫性思维。指某种观念或概念在患者脑中反复出现，明知没有必要、不合理或毫无意义，却难以克制，无法摆脱，常伴有痛苦体验。强迫观念可表现为：①反复回忆做过的事情或说过的话（强迫回忆）；②总是怀疑自己的言行是否正确、得当（强迫怀疑）；③反复思索无意义的问题（强迫性穷思竭虑）；④反复出现一些对立的思想（强迫性对立思维）。强迫观念常伴有强迫动作。多见于强迫症，也可见于精神分裂症。

(3) 超价观念　是一种具有强烈情感色彩的错误观念，其发生一般均有一定事实根据，不十分荒谬离奇，也没有明显的逻辑推理错误。此种观念片面而偏激，可明显地影响患者的行为及其他心理活动。多见于人格障碍和心因性障碍。

(三) 注意障碍

注意并非独立的心理结构，是个体心理活动过程中的精神活动对一定对象的集中性与指向性。分为主动注意和被动注意两类。主动注意又称为有意注意，是自觉的、有目的的注意；被动注意又称为无意注意，是外界刺激所激发、没有目的的注意。如上课专心听讲属于主动注意，而有的同学突然把注意力转向教室外的音乐声则为被动注意。主动注意与意志活动、环境要求及个人的兴趣爱好有关，需要个体作出努力；被动注意是对外界刺激的定向性反射反应，不需要自觉努力。

常见的注意障碍有：

1. 注意增强 为主动注意的增强，表现为过分关注某些事物。如有被害妄想的患者，会过分地关注他所怀疑的人的一举一动；有疑病妄想的患者则对身体的各种细微变化十分敏感，过分注意自身的健康状况。多见于神经症、偏执型精神分裂症等。

2. 注意减退 为主动及被动注意的兴奋性减弱和注意稳定性降低，表现为注意力难以唤起和维持。多见于神经症、器质性精神障碍及意识障碍。

3. 注意涣散 为被动注意兴奋性增强和注意稳定性降低，表现为注意力不集中，容易受到外界的干扰而分心。多见于注意缺陷多动障碍、神经症和精神分裂症等。

4. 注意转移 为注意转换性增强和稳定性降低，表现为主动性注意不能持久，很容易受外界环境的影响而使注意对象不断转换。多见于躁狂发作等。

5. 注意狭窄 为注意广度和范围的显著缩小，表现为当注意集中于某一事物时，不能再注意与之有关的其他事物。多见于意识障碍、智能障碍等。

（四）记忆障碍

记忆是在感知觉和思维基础上建立起来的精神活动，为既往事物或经验在大脑中的重现。包括识记、保持、再认或回忆三个基本过程。临床上常见的记忆障碍有以下几种：

1. 记忆增强 病态的记忆增强，对病前不能够且不重要的事都能回忆起来。多见于躁狂发作和偏执状态。

2. 记忆减退 是记忆各个基本过程功能的普遍减退。轻者表现为近记忆力的减弱，如记不住刚见过面的人。严重时远记忆力也减退，如回忆不起个人的经历等。多见于神经症、脑器质性精神障碍，也可见于正常老年人。

3. 遗忘 是记忆痕迹在大脑中的丧失，表现为对既往感知过的事物不能回忆。常见的有以下几种：

（1）**顺行性遗忘** 指患者回忆不起疾病发生后一段时间内所经历的事件，遗忘时间和疾病同时开始。该类遗忘多由于意识障碍而导致不能识记引起，如某患者被汽车撞伤头部，恢复后对于如何被人送入医院、住院期间如何治疗、康复等一切情况均不能回忆。

（2）**逆行性遗忘** 指对疾病发生之前一段时间内的经历不能回忆。多见于脑外伤、脑卒中发作后，遗忘时段的长短与外伤的严重程度及意识障碍的持续时间长短有关。

（3）**界限性遗忘** 指对某一特定时间段的特定事件不能回忆，遗忘的发生通常与该时间段内的不愉快事件有关。多见于分离（转换）障碍。

（4）**进行性遗忘**　指随着疾病的发展，遗忘逐渐加重。主要见于老年性痴呆。

4. 虚构　指在遗忘的基础上，患者以想象的、未曾亲身经历的事件来填补记忆的缺损。多见于各种原因引起的痴呆及慢性酒精中毒性精神障碍。

5. 错构　指在遗忘的基础上，患者对过去所经历的事件，在发生的地点、情节、特别是在时间上出现错误的回忆，并坚信不疑。多见于各种原因引起的痴呆及慢性酒精中毒性精神障碍。

6. 似曾相识感　新感知的事物有似曾感知过的体验，有一种熟悉感，属认知错误。如：新地方似旧地重游，陌生人似见过。

（五）智能障碍

智能是人们获得和运用知识解决实际问题的能力，包括在经验中学习或理解的能力，获得和保持知识的能力，迅速而又成功地对新情境做出反应的能力，运用推理有效地解决问题的能力等。临床上，智能障碍可分为精神发育迟滞和痴呆两大类。

1. 精神发育迟滞　是指先天或发育成熟以前（18岁以前），由于各种原因影响智能发育所造成的智力低下和社会适应困难状态。影响智能发育的原因包括遗传、感染、中毒、缺氧、脑外伤、内分泌异常等。

2. 痴呆　指智力发育成熟以后，由于各种原因损害原有智能所造成的智力减退状态。痴呆的发生往往具有脑器质性病变基础，如脑外伤、颅脑感染、脑缺氧、脑血管病变等。

假性痴呆，指在强烈的精神创伤后，部分患者可产生一种类似痴呆的表现，而大脑组织结构无任何器质性损害。经治疗后，痴呆样表现很容易消失，预后较好。常见于心因性精神障碍。有以下几个特殊类型：

（1）**刚塞综合征**　又称心因性假性痴呆，表现为对简单问题给予近似而错误的回答，往往给人以故意或开玩笑的感觉。如问1＋2＝？时，回答等于4，将钥匙倒过来开门，但对某些复杂问题反而能正确解决，如上网、下棋等，一般生活也能自理。

（2）**童样痴呆**　以行为幼稚、模仿幼儿的言行为特征。即成人患者的言行类似儿童一样，如一35岁女性以幼童讲话的声调叫刚工作的护士为阿姨，叫20多岁的医生为叔叔。

（六）定向力障碍

定向力是指一个人对时间、地点、人物以及自身状态的认识能力。前者称为对周围环境的定向力，后者称为自我定向力，包括对自己姓名、性别、年龄及职业等状况的认识。定向力障碍多见于器质性精神病伴有意识障碍时，它是意识障碍的一个重要标志，但有定向力障碍并不一定存在意识障碍。

（七）自知力障碍

自知力又称内省力或领悟力，是指患者对自己精神疾病的认识和判断能力，即能否察觉或识别自己有病和精神状态是否正常，能否正确分析和判断，并指出自己既往和现在的表现与体验中哪些是属于病态。

神经症患者有自知力，主动就医诉说病情。重性精神障碍患者一般均有不同程度的自知力缺失，他们不认为自己有病，更不承认有精神病，因而拒绝接受治疗，自知力丧失在临床上可作为判断精神病的指标之一。自知力完整程度及其变化往往被看作是判定病情轻重和疾病好转程度的重要指标。自知力完整是精神病病情痊愈的重要指标之一。

二、情感障碍

1. **情感高涨** 正性情绪增强，表现为不同程度的病态喜悦，有与环境不相符的过分的愉快、欢乐。整天兴高采烈，喜笑颜开，表情丰富生动，常带有明显的夸大色彩。自我感觉良好，感觉无比舒畅和幸福，因与外界环境配合，所以具体一定的感染力，易为人理解并引起周围人的共鸣。多见于躁狂症。

2. **情感低落** 负性情绪增强，患者表情忧愁、愁眉苦脸、唉声叹气、暗自落泪，重者忧郁沮丧、悲观绝望、度日如年。对外界的一切事物丧失兴趣，患者常因此自卑自罪，认为生不如死，甚至出现自杀观念或企图。常伴有思维迟缓、反应迟钝、言语及动作减少、意志要求减退。多见于抑郁症。

3. **情感淡漠** 是指对外界任何刺激缺乏相应的情感反应，缺乏内心体验。对引起正常人的极大悲伤或愉快的事无动于衷，对周围发生的事情漠不关心，失去兴趣，与周围环境失去情感联系。多见于晚期精神分裂症。

4. **欣快** 是在智能障碍基础上出现的与周围环境不协调的愉快体验。患者表现为面带笑容，轻松愉快，似乎十分幸福，但表情单调刻板，给人呆傻愚蠢的感觉，难以引起人们的共鸣。多见于脑器质性精神障碍。

5. **焦虑** 指患者无故过分担心发生威胁自身安全和其他不良后果而产生的紧张、害怕、不安的主观体验。患者表现为顾虑重重，紧张恐惧，搓手顿足，坐立不安，来回踱步，似乎要大难临头而惶惶不可终日。常伴有面色潮红、出汗、心悸、胸闷、气短、颤抖、尿急、尿频、便秘、腹泻等自主神经功能紊乱。多见于焦虑性神经症。

6. **恐惧** 是指面临某种事物或处境时出现的紧张不安反应。恐惧可见于正常人。病态的恐惧是指与现实威胁不相符的恐惧反应，表现为过分害怕，提心吊胆，且常伴有明显的自主神经功能紊乱，如心悸、气急、出汗、四肢发抖，甚至大小便失禁等。恐惧常伴有回避行为。多见于恐惧症。

7. **易激惹** 是情感活动的激惹性增高，表现为极易因一般小事而引起强烈的不愉快情感反应，如暴怒发作。多见于躁狂发作、疲劳状态、人格障碍等。

8. **情感倒错** 患者外在的情感表现与其内心体验或处境不相符。如当听到高兴的事情时却表现为伤感，听到悲伤的事情却表现出高兴。多见于精神分裂症。

9. **情感脆弱** 指在轻微刺激甚至无明显的外界因素影响下即引起情绪波动，患者表现为伤心流泪或兴奋激动，往往发生迅速，较难克制。多见于脑动脉硬化所致精神障碍、癔症和神经衰弱。

10. 强制性哭笑　指无明显原因突然出现的、不能控制的、刻板的、强制性哭或笑。可从微笑到大笑，闷闷不乐到号啕大哭。此时患者缺乏相应的内心体验且不能说出哭或笑的原因。多见于脑器质性精神障碍。

11. 情绪爆发　在强烈的精神刺激下，突然爆发的发作性恶劣情绪。患者主要表现为哭笑无常、叫喊吵闹、打人毁物等。行为变化很大，持续时间较短，具有浓厚的情感色彩，常伴有撒娇、做作、幼稚和表演式的动作。常为癔症的表现之一。

12. 病理性激情　指一种突然爆发、非常强烈而又短暂的心境障碍。此时患者可产生冲动行为，难以自控，且不能意识到自己行为的后果，以至严重伤害他人。患者常伴有一定程度的意识障碍，不能控制和认识自己的爆发性情绪和行为，事后常有不同程度的遗忘。多见于癫痫、脑外伤、中毒性精神障碍，也可见于精神分裂症。

三、意志行为障碍

意志是指人们自觉地确定目标，并克服困难用自己的行动去实现目标的心理过程。在意志过程中，受意志支配和控制的行为称为意志行为。简单的随意和不随意行为称为动作。有动机、有目的而进行的复杂随意运动称为行为。

（一）意志障碍

1. 意志增强　病理性意志活动增多。表现为在病态情感或妄想的支配下，患者持续地坚持某些行为，具有极大的顽固性。如有的患者受被害妄想支配而反复控告和追查不休，或在夸大妄想的支配下，患者夜以继日地从事毫无意义的发明创造。而在躁狂状态时，患者对周围的一切事物都有着强烈的兴趣，对任何事都去积极参与或进行干涉，每天忙忙碌碌，不知疲倦。多见于偏执型精神分裂症、躁狂发作等。

2. 意志减退　指患者的意志活动明显减少。常与思维迟缓、情感低落同时存在，是抑郁症"三主症"之一。患者表现为意志消沉，对周围事物无兴趣，不愿从事工作学习，懒于料理日常生活，不愿进行社交活动，以致终日呆坐或卧床不起。患者能意识到自身的变化，也有一定的意志要求，但总感到力不从心或因情绪消沉而觉得做什么都没有意义。多见于抑郁症。

3. 意志缺乏　指意志活动的缺乏。此类症状常与思维贫乏、情感淡漠同时出现。患者表现为对任何活动都缺乏动机、要求，不与外界接触，对工作学习无自觉性，个人生活也极端懒散。严重时连生活本能的要求也没有，行为孤僻、退缩。多见于脑器质性精神障碍痴呆状态和精神分裂症晚期，是精神分裂症的基本症状之一。

（二）动作与行为障碍

1. 精神运动性兴奋　指整个精神活动的明显增强，动作和行为增加。

（1）**协调性精神运动性兴奋**　患者动作和行为的增多与思维、情感活动协调一致，并与环境配合。活动有目的，能被人理解。多见于躁狂状态。

（2）**不协调性精神运动性兴奋**　患者动作和行为增多与思维及情感不协调，与环境不配合。动作单调杂乱，无动机及目的性，不能被人理解。多见于精神分裂症青春型、紧张型。

2. 精神运动性抑制 指整个精神活动明显减弱，动作和行为明显减少。

（1）木僵 患者意识清晰，出现言语和动作的完全抑制或减少。轻时患者言语、动作、行为明显减少，行动缓慢（亚木僵）；严重时运动完全抑制，不言不语、不吃不喝、僵住不动，面无表情，对内外刺激无反应，口涎外流，不主动解大小便。在木僵严重的患者中可以表现蜡样屈曲，患者的肢体可任人摆布，即使置于不舒服的姿势如将四肢抬高并歪曲成不同的角度，可长时间似蜡像一样保持不动。如将患者头部抬高离开床面，好似枕着枕头的姿势躺着，患者也不动，并可持续很长时间，称为空气枕头。多见于精神分裂症紧张型。

（2）缄默症 患者缄默不语，也不回答问题，有时可以手示意。见于癔症及精神分裂症紧张型。

3. 违拗症 患者对别人所提要求不作反应（被动性违拗）或作相反动作（主动性违拗）。违拗症患者并不是有意不合作，而是对所有的外部指令的一种无意的、不由自主的对抗。多见于精神分裂症紧张型。

4. 刻板动作 指患者持续地重复某一毫无意义的单调动作，常与刻板言语同时出现。这种动作是非常机械的、毫无意义的，但患者却毫不自觉地执行着。多见于精神分裂症紧张型。

5. 模仿动作 指患者毫无意义地模仿别人的动作，常与模仿言语同时出现。是一种机械式的自动性动作，而不是戏谑行为。多见于精神分裂症紧张型。

6. 作态 指患者做出古怪、愚蠢、幼稚的动作、姿态，或无故作挤眉弄眼、扮鬼脸、做怪相的表情和动作。患者用词特殊，表情夸张，行为与所处环境不相称。多见于精神分裂症。

四、意识障碍

1. 周围意识障碍

（1）嗜睡 指意识清晰度轻微降低，在安静环境下患者经常处于睡眠状态，呼叫或推动肢体，患者可立即清醒，并能正确地进行简单交谈或动作，但当刺激消失后又入睡。检查吞咽、瞳孔、角膜等反射均存在。

（2）朦胧状态 指一种意识清晰度明显降低和意识范围明显缩小或狭窄的状态，患者在此缩小的范围内可有相对正常的感知觉，以及协调连贯的复杂行为。但对此范围外的事物均不能做出正确的感知和判断。此时患者定向障碍明显，有片段错觉、幻觉和妄想以及相应的行为，可在幻觉、妄想支配下产生攻击他人的行动，常突然发作，突然中止，持续时间不长，一般为数分钟至数小时，事后有不同程度的遗忘。

（3）谵妄状态 指一种意识清晰程度明显下降，同时产生大量幻觉、错觉的状态，以幻视多见。此时患者定向障碍明显，出现不协调性精神运动性兴奋，并产生大量恐怖性幻觉或错觉，伴随紧张、恐惧的情绪反应，思维不连贯，喃喃自语，行为冲动，杂乱无章。谵妄状态多在夜间加重，有昼轻夜重的特点，持续时间一般为数小时至数天，发作后陷入深睡，醒后有不同程度的遗忘。

（4）**意识混浊**　又称意识模糊，是由完全清醒到昏迷过程中的轻度阶段。患者对外界刺激阈限增高，只有强烈的刺激才能引起患者的反应。患者表现出反应迟钝，思维缓慢，内容贫乏，注意、记忆、理解均困难，表情木讷，对时间、地点、人物有定向障碍。但吞咽、角膜、对光反射仍存在，可出现原始动作如吸吮、强握等。

（5）**昏睡**　指意识清晰度水平进一步降低，对周围环境及自我意识均丧失。呼叫、推动患者已不能引起反应，只有在强痛刺激下才能引起防御性反射，不能进行语言交流，偶尔有自发的无意识呻吟或喊叫。此时角膜、睫毛等反射减退，对光反射、吞咽反射仍存在，患者可出现震颤和不自主运动。

（6）**昏迷**　指意识完全丧失，患者无自发动作，对任何刺激不产生反应，防御、吞咽、睫毛、角膜、对光等各种反射存在时为浅昏迷；消失则为深昏迷。可引出病理反射。

2. 自我意识障碍

（1）**人格解体**　是对自我的不真实体验。属于存在性意识障碍。患者有一种丧失自我的感觉，觉察不到自身躯体或精神活动的存在，如说自己的躯体和灵魂已不在世界上了，自己的脑子已不存在了等。多见于精神分裂症。

（2）**交替人格**　指患者在不同时间可交替体验和表现两种不同的人格，属于统一性意识障碍。多见于癔症和精神分裂症。

（3）**双重人格及多重人格**　指患者同时可体验和表现两种或多种不同的人格，如同时在一方面以甲的身份而另一方面又以乙的身份、思想和言行的精神活动方式出现。多见于精神分裂症和癔症，也见于癫痫性精神障碍。

（4）**人格转换**　指患者否认原来的自身，称自己已变为另一个人或动物，但其思想、言行等精神活动方式不变。多见于精神分裂症和癔症。

3. 其他几种意识障碍综合征

（1）**梦样状态**　指在意识清晰度水平降低的同时伴有梦境体验。这种体验又常和幻觉与幻想体验相结合，其内容多为现实生活的某些片断，并有情感色彩。患者可沉浸于这种状态数天或数周，与外界环境失去联系，对外界事物缺乏反应，对真实环境感知不清晰，反应迟钝，定向错误。其对幻想内容过后并不完全遗忘，能回忆与批判，没有思维不连贯的现象。多见于感染、中毒性精神障碍、心因性精神障碍和癫痫性精神障碍。

（2）**梦游症**　指患者处于一种睡眠到觉醒的过渡状态，多在睡后 1～2 小时发生，表现为突然起床，进行简单而无目的的活动。持续数分钟后回到床上重新入睡。醒后完全遗忘，多见于儿童或癫痫患者。

（3）**神游症**　指患者在白天处于一种睡眠到觉醒的过渡状态，无目的地外出漫游，或旅行，一般持续数小时或数天，有时更长。常突然清醒，对发作中的经历有不同程度的遗忘。

第三节　常见精神症状综合征

一、幻觉妄想综合征

幻觉妄想综合征以幻觉为主，在幻觉的基础上产生妄想，如被害妄想、影响妄想等。其特点是幻觉和妄想密切结合，相互依从，相互影响。多见于精神分裂症和某些器质性精神障碍。

二、精神自动综合征

精神自动综合征，又称康金斯基综合征。指意识清晰状态下产生的一组综合征，包括假性幻觉、强制性思维、被洞悉、被控制（影响）妄想和被害妄想等相互联系的综合征。此综合征突出的特点为患者所有的病态体验为异己感，为外力所控制、影响，不属于自己的体验。多见于精神分裂症。

三、情感障碍综合征

情感障碍综合征是以情感障碍为主的一种综合征，可表现为躁狂状态和抑郁状态。躁狂状态时表现为情感高涨、思维奔逸和活动增多，其轻重程度不一，可有轻躁狂状态，也有重度躁狂。严重躁狂状态时患者可有意识模糊，称为梦样躁狂或谵妄性躁狂。多见于双相情感障碍的躁狂发作；抑郁状态时表现为情感低落、思维迟缓和活动减少，其轻重程度不一，严重时患者可出现木僵，称为抑郁性木僵。也可出现焦虑、激越，称为激越性木僵，患者表现为在抑郁的同时，带有运动性不安，常常坐立不安、吼叫、焦虑等。多见于抑郁症和双相情感障碍的抑郁发作。

四、紧张综合征

紧张综合征，指全身肌肉张力增高，包括紧张性木僵或紧张性兴奋状态。紧张性木僵常伴有违拗、缄默、刻板语言、刻板动作、模仿语言、模仿动作、蜡样屈曲等症状，可持续数周至数月，并可以突然转入紧张性兴奋状态。紧张性兴奋表现为突然爆发的兴奋激动和暴烈行为，持续时间短暂，发作后往往再次进入木僵状态或缓解。多见于精神分裂症紧张型。

五、遗忘综合征

遗忘综合征，又称柯萨可夫综合征，患者无意识障碍，智能相对完好，主要表现为近事记忆障碍、定向力障碍和虚构症。多见于酒精中毒性精神障碍、颅脑损伤所致的精神障碍、脑肿瘤及其他脑器质性障碍。

【思考题】

1. 思维形式障碍包括有哪些常见症状？
2. 妄想有哪些基本特征？
3. 情感淡漠与情感低落有何区别？

【护考链接】

1. 下列关于幻觉的概念正确的是（　　）

　　A. 对客观事物的错误感受

　　B. 对客观事物的妄想

　　C. 缺乏相应的客观刺激时的感知体验

　　D. 客观刺激作用于感觉器官的感知体验

　　E. 缺乏客观刺激时的正确的体验

2. 临床特征表现为病人对护士的问题只会回答"是"或"否"，不能进行进一步的描述。这种症状最可能是（　　）

　　A. 思维破裂　　　　　　　B. 思维中断　　　　　　　C. 思维贫乏

　　D. 思维扩散　　　　　　　E. 思维迟缓

3. 病人的临床表现特征为：与护士交谈时非常认真形象地诉说内容，但是病房护士们都不明白他要说的问题是什么。这种症状最可能是（　　）

　　A. 思维被夺取　　　　　　B. 情感淡漠　　　　　　　C. 思维贫乏

　　D. 思维散漫　　　　　　　E. 情感不协调

4. 下列关于妄想的说法，正确的是（　　）

　　A. 妄想的内容与自我无关

　　B. 在智力缺损时出现的离奇想法

　　C. 在意识清晰的情况下的病理性歪曲信念

　　D. 不接受事实，但能被理性纠正的思想

　　E. 在意识中占主导地位的错误观念

5. 患者，女性，27 岁，一年多来为"唱歌的敲门声"困扰。一听到有人敲门的声响，就同时听到有人在唱歌，而敲门声停，同时歌声也停了。该病人最可能的症状是（　　）

　　A. 错觉　　　　　　　　　B. 功能性幻觉　　　　　　C. 被害妄想

　　D. 内脏性幻觉　　　　　　E. 联想障碍

第三章　精神科护理的基本技能

第一节　精神障碍的观察与记录

一、精神障碍的观察

精神障碍患者的症状表现往往不是在很短的时间内可以完全表露出来的，特别是重性精神病患者，在发病期多数无自知力，同时对躯体不适亦往往缺乏相应的主诉，因此，患者的精神、躯体等多方面症状除了依靠病史和各种辅助检查外还必须通过各方面的观察，才能作出明确的诊断。

（一）观察的内容

1. 一般情况　患者的仪表、衣着、步态和个人卫生情况；生活自理能力；睡眠、进食、排泄、月经情况等；与周围人接触交往是主动还是被动；参加文娱活动时的情况，如有无兴趣、主动性、持久性，注意力是否集中；对医护人员及周围环境的态度等。

2. 精神症状　患者有无自知力；有无意识障碍，如对时间、地点、人物是否正确认知；有无幻觉、妄想、思维形式及逻辑障碍；情感稳定性和协调性如何；意志活动有无增强或减弱；有无自杀、自伤、伤人、毁物及外走企图、强迫、刻板、模仿等行为；症状有无周期性变化等。

3. 躯体情况　患者的一般健康状况，如体温、脉搏、呼吸、血压等是否正常；有无躯体疾病或症状；有无脱水、浮肿、呕吐、外伤等情况。

4. 治疗情况　患者对治疗的合作态度；治疗效果及药物不良反应如何，有无藏药或拒绝治疗等行为。

5. 心理需求 包括患者目前的心理状况、心理需求、急需解决的问题，以及心理护理的效果评价。

6. 社会功能 包括学习、工作、人际交往能力，以及生活自理能力等。

7. 环境观察 包括床单位、门窗等基本设施，医疗设备等有无安全隐患，病房环境是否整齐、卫生、安全、舒适，周围环境中有无危险物品，患者有无暴力和意外行为的发生等。

（二）观察的方法

1. 直接观察 是护理工作中最重要的、也是最常用的观察方法。是指护士与患者直接接触进行面对面交谈或护理体检，了解患者的情况；也可通过直观患者的言语、表情、行为举止，从而获悉患者的心理需要、精神症状与躯体情况。

2. 间接观察 通过患者的家属、亲朋好友、同事及病友了解患者的情况，或从患者的书信、日记、绘画、手工作品中了解患者的思维内容和病情变化。对思维内容不肯暴露或不合作的患者，间接观察是十分重要的手段，是直接观察法的重要补充。

（三）观察的要求

1. 客观性、目的性 护士在观察病情时要有目的性，需要知道哪方面的信息需作为重点观察内容。要将客观观察到的事实进行交班与记录，而不要随意加入自己的猜测，以免误导其他医务人员对患者病情的了解和掌握。

2. 整体性

（1）要对患者住院期间各个方面的表现都了解（包括病态的、正常的），以便对患者情况有一个全面、整体、动态的掌握，及时制订或修订适合患者需要的护理措施。对患者的特殊表现，如妄想、幻觉、自杀言行、冲动伤人等要特别观察、详细记录。因为这些症状的存在、发展、消失是评估病情好转或恶化的重要标志，且这些症状（如自杀）常常导致严重后果。所以对患者的病情观察是全面情况与特殊症状结合的整体观察。

（2）要对病区内所有患者进行全面观察，掌握每个患者的主要特点。对重症患者或特殊患者做到心中有数，特别是平时不说不动的患者，要更加注意，因为此类患者主诉少，护士对患者关注少，容易出现意外。如新入院患者，有自杀自伤、冲动伤人、出走行为的患者，伴严重躯体疾病患者，必须严密观察，随时掌握其动向以免发生意外。对其他患者也不能疏忽，因为精神疾患的特殊性，患者的行为存在突发性和不可预料性，有些缺乏自知力的患者常隐瞒症状，而突发自杀、伤人、出走等意外事件。所以护理观察在病区范围内，既要重视重症患者，亦要顾及一般患者，进行整体性观察。

3. 针对性

（1）新入院患者 从一般情况、心理情况、躯体情况等全面观察。

（2）治疗初期 重点观察其对治疗的态度、治疗效果和不良反应。

（3）发展期 重点观察其精神症状及心理状态。

（4）**缓解期** 重点观察病情稳定程度与对疾病的认识程度。

（5）**恢复期** 重点观察症状消失的情况、自知力恢复的程度及出院的态度。

4. 要在患者不知不觉中进行观察 护士通过与患者交谈来观察患者时，要让患者感到是在轻松的谈心、聊天，此时患者所表达或表现的情况较为真实。观察患者行为也要有技巧，交谈时不要当患者面做书面记录，这样易使患者感到紧张或反感而拒绝交流。如有自杀意念的患者上厕所时，为防止意外，护士要入内查看，为避免引起怀疑，可以关切地问"需要帮忙吗""是否拉肚子呀""要手纸吗"等让患者感到自己是被关心，而不是被监视。

二、护理记录

护理记录是护士将观察到的结果及进行的护理过程用文字描述或表格填写形式的记录，以供其他医务人员了解患者病情，确定或修改医疗护理措施。是医疗文件的重要组成部分，同时，也是作为护理质量检查与工作效果的评估依据，为护理科研提供数据与资料，是患者出院后存档作为医疗文件的重要组成部分，也是医疗纠纷判定的主要依据。

（一）记录的方式和内容

1. 入院护理评估单（又称护理病历或护理病史） 一般在 24 小时内完成。主要是全面收集患者的资料，并初步提出护理诊断或护理措施。记录方式可有叙述性书写，或表格式填写。记录内容包括一般资料、简要病史、精神症状、心理社会情况、日常生活与自理程度、护理体检、主要护理问题、护理要点等。

2. 入院后护理记录（临床称之为交班报告） 按照整体护理的要求，简要记录患者的生命体征、主诉、主要病情、精神症状及躯体情况，以便护士全面掌握患者的病情变化，以叙述式书写。由当班护士及时完成，向下一班交班。记录内容：入室时间、陪同者、住院次数、入室方式、本次入院原因、主要病情、入室后体温、入院后的表现、护理注意事项。

3. 住院护理评估单 在疾病过程中，患者的情况不断发生变化，护士将根据病情，对不同患者分别进行每班、每日、每周或阶段性护理评估，列出护理诊断，完善护理措施，按计划实施，定期评价效果。临床上以表格形式居多。

4. 护理记录单 护理记录单是把护理诊断、护理措施、效果评价融为一体，便于记录。分为一般护理记录单和危重护理记录单，一般护理记录单包括患者的病情、治疗、饮食、睡眠等情况。危重护理记录单以表格居多，记录患者的生命体征，出入量，简要病情和治疗护理要点，按每小时、班次记录。

5. 出院护理记录 内容为入院次数、本次入院时主要精神症状、诊断、治疗、护理、目前精神症状缓解程度、自知力恢复情况、何人来院陪同、带药情况、向家属交代"家庭护理须知"如服药方法、作息安排、门诊随访、病情观察及注意事项、防复发措施等。

6. 出院护理评估单 一般采用表格填写与叙述法相结合的记录法。

（1）**健康教育评估** 指患者接受入院、住院、出院的健康教育后，对良好生活习惯，精神卫生知识，疾病知识以及对自身疾病的认识等效果如何。

（2）**出院指导评估** 对患者出院后的服药、饮食、作息、社会适应能力锻炼、定期复查等具体指导的情况。

（3）**护理小结与效果评价** 主要对患者住院期间护理程序实施的效果与存在问题，作总结记录。最后经护士长全面了解后做出评价记录。

7. 其他 如新入院病例讨论记录，阶段护理记录，请假出院返院记录，转出入院护理记录，死亡护理记录等。

（二）记录的要求

1. 保持客观性，尽可能把患者原话记录下来，尽量少用医疗术语。

2. 及时、准确、具体、简单、清晰地记录患者的情况。

3. 书写项目齐全，字体端正、字迹清晰，使阅读者一目了然。

4. 使用不可涂改的笔作记录，如有错误，避免用修正液、橡皮擦，或剪贴，应当用双线划掉，保持原错误清晰可见，将正确的内容写在上方并签名、签修改时间。

5. 记录完成后签全名及时间。

6. 新入院患者，日夜三班连续三天写护理记录。重症患者日夜三班书写护理记录。一般患者每周1～2天书写护理记录。特殊情况随时记录。

第二节　精神障碍患者的基础护理

精神障碍患者的基础护理是一项繁重而细致的工作，主要包括患者的日常生活护理、饮食护理、睡眠护理、安全护理等。患者由于精神障碍的影响，常有生活自理能力下降或丧失，缺乏保护自己的能力，甚至发生自伤、自杀、伤人毁物等意外事件。因此做好精神障碍患者的基础护理是保护患者安全与健康的一项重要工作。

一、日常生活护理

精神障碍患者往往有个人生活自理能力下降甚至丧失，因此日常生活护理是精神科基础护理的一项重要内容。

（一）重视卫生宣教

经常向患者宣传个人卫生和防病知识，制订有关卫生制度。开展个人卫生的评比活动，促进患者养成卫生习惯，鼓励患者自行料理，搞好个人卫生。

（二）口腔卫生护理

督促、协助患者养成早、晚刷牙、漱口的卫生习惯。对危重、木僵、生活不能自理者，予以口腔护理。

（三）皮肤（毛发）护理

1. 新患者入院，做好卫生处置并检查有无外伤、皮肤病、头虱、体虱等，并及时作处理。

2. 关心督促患者饭前便后洗手，每日梳头、洗脸、洗脚，女患者清洗会阴。定期给患者洗澡、洗头、理发、剃须、修剪指甲。对生活自理困难者，护士应协助完成，包括女性患者经期的卫生护理，使患者整洁舒适。

3. 卧床患者予以床上沐浴，定时翻身、按摩骨突部位皮肤，帮助肢体功能活动，保持床褥干燥、平整，做好防压疮护理。

（四）排泄护理

1. 由于患者服用精神科药物容易出现便秘、排尿困难甚至尿潴留的情况，因此须每天观察患者的排泄情况。对三天无大便者，可给予适宜的缓泻剂或清洁灌肠，以及时解决便秘的痛苦，并预防肠梗阻、肠麻痹的发生。平时督促鼓励患者多饮水，多食蔬菜、水果，多活动，以预防便秘。对排尿困难或尿潴留者，可进行诱导排尿（如听流水声、按摩膀胱、温水敷下腹、穴位针灸等），无效时按医嘱导尿。

2. 对大小便不能自理者，如痴呆、慢性衰退等患者，要摸索其大小便规律，定时督促，伴护如厕或给便器，并进行耐心训练，弄脏衣裤时，要及时更换，保持床褥的干燥、清洁。

（五）衣着卫生冷暖护理

1. 关心患者衣着，随季节变化及时督促和帮助患者增减衣服，以免中暑、感冒、冻疮等。

2. 帮助患者整理服饰，使患者穿着舒适与整洁，定期更换，随脏随换，衣扣脱落及时缝钉等。

（六）关心和帮助患者修饰仪表仪容

鼓励患者适当打扮自己，尤其是病情缓解、康复待出院患者、神经症患者。有条件专为患者设美容室、理发室，以满足患者爱美的需要，有利患者增强自尊、自信，提高生活情绪。

二、饮食护理

精神病患者由于精神症状的各异，在进餐方面亦会出现各种情况。如暴饮暴食、拒食、抢食，甚至吞食异物等；又可能因服用抗精神病药物而引起吞咽困难，有时也可导致噎食的发生。因此，要使病情各异的患者能正常有序地进餐，保证进食量、水分、营养，护理人员就必须认真做好患者的饮食护理。

（一）进餐前的准备

1. 餐厅环境要整洁、明亮、宽敞，备有轻音乐，能增进患者食欲。
2. 清洁、消毒的餐具每人一套（忌用玻璃、瓷器制品，易成为冲动患者的武器）。
3. 餐前督促与帮助患者洗手。
4. 准备足量的、温度适宜的、具有色香味的饭菜。

（二）进餐时护理

1. 进餐形式　一般采用集体用餐（分食制）方式，有利调动患者进食情绪，有利于消除对饭菜的疑虑，有利护理人员全面观察患者进餐情况。

2. 进餐安排　安排患者于固定餐桌，定位入座，使患者进餐厅后，目标清楚，各就各位，有秩序，亦便于工作人员及时发觉缺席者，及时寻找，做到不遗漏。进餐时分别设普通桌、特别饮食桌、重点照顾桌。

（1）普通桌居多，供大多数合作或被动合作的患者就餐，给予普通饮食。

（2）特别饮食桌是供少数有躯体疾患或宗教信仰等对饮食有特别要求的患者就餐，如：少盐、低脂、高蛋白、忌猪肉、素食、糖尿病、半流质饮食等。由专人看护，按医嘱、按病情、按特殊要求，准确无误地给适宜的饮食。

（3）重点照顾桌是安排老年人、吞咽困难（药物不良反应）、拒食、藏食、生活自理困难需喂食者等，由专人照顾。

（4）重症患者于重症室内床边进餐。

3. 进餐时护理

（1）在进餐过程中，护士分组负责观察，关心患者进餐情况，进餐时秩序、进食量、进食速度。防止患者倒食，防患者用餐具伤人或自伤。巡查有无遗漏或逃避进餐的患者，并时时提醒患者，细嚼慢咽，谨防呛食、窒息。对年老或药物反应严重、吞咽动作迟缓的患者给予软食或流汁饮食，酌情为患者剔去骨头，进餐时切勿催促，给予充分时间，必要时予以每口小量喂食，并由专人照顾，严防意外。

（2）对抢食、暴食患者，安排单独进餐，劝其放慢进食速度，以免狼吞虎咽发生喉头梗塞。并适当限制进食量，以防过饱发生急性胃扩张等意外。

（3）对不愿进食、拒绝进食者，针对不同原因，想法使之进食。必要时给予鼻饲或静脉补液，并做进食记录，重点交班。

①对被害妄想、疑心饭菜有毒者，可让其任意挑选饭菜，或由他人先试尝，或与他人交换食物。适当满足要求，以解除疑虑，促进进食。

②对罪恶妄想，自认罪大恶极、低人一等，不配合且拒绝进食的患者，可将饭菜拌杂，使患者误认为是他人的残汤剩饭而促进进食。

③对疑病妄想、牵连观念、忧郁不欢、消极自杀、否认有病而不肯进食的患者，应耐心劝导、解释、鼓励，亦可邀请其他患者协同劝说。

④对由于被幻听吸引其注意力而不肯进食的患者，可在其耳旁以较大声音劝导提

醒，以干扰幻听而促使进食。

　　⑤对阵发性行为紊乱、躁动不安而不肯进食的患者，应视具体情况，不受进餐时间的限制，待其病情发作过后较合作时，劝说或喂食。

　　⑥木僵、紧张症状群的拒食患者，宜在夜深人静或置于幽暗宁静的环境中（有时会自行进食），试予喂食，以补鼻饲之不足。

　　⑦对伴有发热、内外科疾患的患者，因食欲不佳而不愿进食的，应耐心劝说，并尽力设法烹饪患者喜爱的饮食，使之进食。亦可允许家属送饭菜。

　　⑧对欲吞食异物的患者要重点观察，必要时予以隔离。外出活动需专人看护，以防食脏物、危险物品等。

（三）会客时的食品管理

　　1. 在患者会客时，要关心家属所带的食品是否卫生、适宜。向家属宣传饮食卫生常识，劝导病人会客时进餐要适宜。

　　2. 亲友所送食品，由护士协助保管，有利食品的清洁卫生。尤其是病情尚未缓解者，由护士为患者做好食品食用前的准备工作，按时适量发给患者。

三、睡眠护理

（一）创造良好的睡眠环境

　　病室内清洁整齐、无异味，空气流通，温度适宜，光线柔和（以暗蓝光为宜）、环境安静、无噪声，有利患者安定情绪、容易入睡。

　　1. 床褥要干燥、清洁、平整，被褥的长宽、软硬、冷暖适度使患者感觉舒适。

　　2. 病室内有兴奋躁动患者应安置于隔离室，并及时做安眠处理，以免影响其他患者的睡眠。工作人员做到说话轻、走路轻、操作轻，保持病室内安静。

　　3. 就寝时，可让患者听轻柔的催眠乐曲，有利安定情绪。

（二）安排合理的作息制度

　　指导患者养成按时作息的生活习惯，白天除了安排 1～2 小时午睡外，要组织患者参加适宜的工、娱、体活动，有利夜间正常睡眠。

（三）促进患者养成有利睡眠的习惯

　　1. 睡前忌服引起兴奋的药物或饮料。

　　2. 睡前避免参加引起激动、兴奋的娱乐活动和谈心活动。不看情节紧张的小说和影视片。

　　3. 晚餐后不过量饮茶水，临睡前要解小便，避免中途醒后，难以入睡。

　　4. 睡前用暖水浸泡双脚或沐浴，以利减缓脑部血流量，促进睡眠。

　　5. 要取健康的睡眠姿势仰卧或侧卧，不蒙头盖面，不俯卧睡眠。

（四）做好睡眠时的生活护理

对生活自理能力差者，协助做好就寝时的一切生活料理，如暖水洗足、协助如厕、脱衣、盖被、放蚊帐等，使患者舒适安心入眠。

（五）加强巡视严防意外

护士要深入病床边巡视，仔细观察患者睡眠情况，包括睡眠姿势、呼吸音，是否入眠等。要善于发现佯装入眠者，尤其对有自杀意念的患者做到心中有数，及时做好安眠处理，防止意外。

（六）未入眠患者的护理

1. 体谅患者的痛苦与烦恼心情 对未入睡患者，护士要体谅其因失眠而痛苦与焦躁不安的心情，容忍由此引起的情绪波动和激惹，内心听取其所述，予以精神安慰，帮助安定情绪，无效时按医嘱给药处理，帮助入眠。

2. 指导患者运用放松方法或转移注意力等帮助入眠 放松法有甩手操、放松功、放松训练等，可使肌肉放松、精神放松、促进睡眠。转移方法，如有意识地翻阅无故事情节的理论书，可引发疲倦。失眠时也可将头脑中思考的问题写在纸上，这会有一种心理放松感，可缓解烦恼情绪而有利入眠等。

3. 分析失眠原因，对症处理 未入眠患者失眠的原因有多种，如新入院者对医院环境陌生、不适应、害怕，也有患者对治疗反感或恐惧致失眠，要耐心劝慰、作保护性解释，使其有安全感；也有患者因病痛及身体各种不适而引起失眠，如疼痛、皮肤瘙痒，便秘、饥饿等应及时帮助缓解疼痛，排除不适；也有因过多思考生活事件，如婚姻、恋爱、工作、经济、住房等导致焦虑、紧张而失眠，可让其倾诉烦恼，患者会感到轻松，同时进行心理辅导，鼓励其理智地搁一边，不再多想，好好入眠；对主观性失眠者可在其入睡后用红笔在手臂上做记号，待醒后善意告知患者以证明确实睡着过，这对有些患者有帮助，可缓解睡眠的焦虑担忧情绪。若睡前过分焦虑，也可用安眠剂暗示治疗；对抑郁症及幻觉、妄想症状严重的未入眠者，要及时按医嘱予以药物处理，加速帮助入睡，以免夜深人静，患者的抑郁情绪或幻觉、妄想症状加重而引发意外。

四、安全护理

患者由于精神症状的支配，可出现自杀、自伤、伤人、毁物等破坏行为；因无自知力否认有病，常拒绝住院与接受诊疗护理，也会以激怒、冲动来反抗或出走；在精神科各项治疗进行过程中，可能出现各种危机意外情况。这些都将危及患者与他人的生命安全和周围环境的安全。因此，护士的安全意识要贯穿于护理活动的全过程，随时警惕潜在的不安全因素，谨防意外。

（一）掌握病情

护士要了解病史，重视患者主诉，熟知患者面容，掌握病区内每位患者的病情特点，密切观察，对有自伤、自杀、冲动伤人、出走企图或行为的患者随时注视其动态，严重者必须安置于重病室内由护士 24 小时重点监护，一旦有意外征兆及时采取有效措施予以防范。

（二）与患者建立信赖关系

要尊重、关心、同情、理解患者，及时满足患者的合理需求，使患者感到护士温和、亲切可信赖。在此良好的护患关系基础上患者会主动倾诉内心活动，亦易接受护士的劝慰。如流露出想自杀或有冲动伤人的征兆时，可及时制止，避免意外发生。反之可能促使意外事件的发生。

（三）严格执行护理常规与工作制度

护士要严格执行各项护理常规和工作制度，如给药治疗护理、测体温护理、约束带应用护理、外出活动护理、患者洗澡时护理等常规以及交接班制度、岗位责任制度等。因为稍有疏忽将会给患者带来不良后果，甚至危及患者生命。

（四）加强巡查严防意外

凡有患者活动的场所，都应安排护士看护、巡视、密切观察，以便及时发现病情变化，预防意外。护理人员应每 10 ~ 15 分钟巡视 1 次，重点患者专人监护，患者 24 小时不离开护理人员的视线。尤其在夜间、凌晨、午睡、开饭前、交接班时等病房工作人员较少的情况下，护士要特别加强巡视。在厕所、走廊尽头、暗角、僻静处都应仔细察看。临床实践提示，此时此地极易发生意外。

（五）加强安全管理

1. 病房设施要安全　门窗有损坏及时修复，对各种辅助室的门用毕后要及时上锁，以防患者借机逃跑或收藏什物作为自伤、伤人的工具，保证病区各种设施对患者安全，包括用电插座、饮用水保管等。

2. 病区内危险物品严加管理　如药品、器械、玻璃制品、锐利物品、绳带、易燃物等要定点放置，并加锁保管。交接班时，均要清点实物，一旦缺少及时追查。若患者借用指甲钳、缝针时，需在护理人员看护下进行，并及时收回。

3. 加强安全检查　凡患者入院、会客、假出院返回、外出活动均需做好安全检查，防止危险物品带入病室。每日整理床铺时，查看患者有无暗藏药物、绳带、锐利物品等。经常对整个病区环境、床单元，有些患者的鞋、袜、衣袋等一切可能存放危险物品的地方，进行安全检查。

（六）宣传和教育

应重视对患者及家属进行有关安全常识的宣传和教育。

第三节 精神障碍患者的组织与管理

精神障碍患者的组织与管理，是精神科临床护理工作中的重要环节。精神疾病患者因为症状的特殊性和行为表现的多样性，要求病房的设备、结构与病房管理除具备一般内外科病房条件外，还要有适合精神疾病患者特殊需要的环境和管理方法。

一、患者的组织

患者的管理组织可以在病区中心组领导下，由专职人员（康复护士）具体负责，指导和参与患者的各项活动，病区全体工作人员予以支持、协助、参与。患者的组织有病区修养员委员会、修养小组、康复互助组等。修养委员会的主任、委员、组长的人选从康复期、恢复期患者中挑选有一定工作能力，在患者中有一定影响力且热心为病友服务的人员担任。主任负责全面工作，委员分别负责学习、生活、宣传、文体、工疗等方面的工作；小组长配合委员，关心组内病友，带头和督促小组成员积极参加病区的各项活动的安排，听取患者对医疗护理服务的意见，向患者提出需要配合的事项，表扬好人好事等。任职的患者若出现病情复发或康复出院可及时推荐补充，通过患者的各级组织，在患者中开展各种评优活动，调动患者的积极性，培养患者的自我管理能力，配合医务人员共同搞好病房的管理。

二、患者的管理

（一）制定有关制度

如患者作息制度、住院休养规则（包括进餐时、睡眠时、服药时、测体温时、工娱疗时、外出活动时等）、会客制度、休养员会议制度等，并经常宣传制度和规则的内容，让患者了解遵守制度和规则的意义，使他们自觉遵守。对慢性退缩或记忆力差者，予以重点关心、耐心帮助和进行强化训练，督促他们遵守。

（二）树立良好风气

首先护士要以身作则，注意自己的言语、态度、作风、行为，以良好的素养和形象来影响患者。同时采取各种方法，培养患者良好的生活习惯和行为作风，有计划地开展树立良好风尚的教育活动；开展各种评优活动，如"五好修养员"评选，"文明卫生"红旗竞赛等；注重及时表扬和宣传患者中的好人好事；提倡病友相互帮助，友好相处。使患者不仅管好自己，还能关心集体及其他患者，使病区内充满良好的风尚。

（三）丰富住院生活

有计划地为患者安排丰富多彩的文娱、体育、作业与学习等活动，使患者在集体活动中转移病态思维，安定情绪，获得愉快、信心和希望。这些将有利病房的安定和安全。

三、分级护理管理

为了使患者得到针对性的护理管理，使病区内大多数患者能处在安宁、有序的治疗休养环境中，临床上按患者的病情轻重及其对自身、他人、病室安全的影响程度，进行分级护理管理，制订不同的护理措施和管理方法，分为特殊护理和一、二、三级护理管理。

（一）特殊护理

1. 特殊护理的对象

（1）精神病人伴有严重躯体疾病，病情危重，随时有生命危险，如伴有严重的心力衰竭、高血压危象或严重外伤等，生活完全不能自理者。

（2）因精神药物引起的严重不良反应（如急性粒细胞减少、恶性症状群、严重药物过敏等），出现危象、危及生命者。

（3）有严重的冲动、伤人、自杀及逃跑行为。

（4）有意识障碍；中度以上木僵；严重的痴呆、抑郁、躁狂状态。

2. 特殊护理的内容

（1）设专人护理，评估病情，制定护理计划，严密观察生命体征的变化，保持水、电解质平衡，准确记录出入量，并做好护理记录。

（2）正确执行医嘱，按时完成治疗和用药。

（3）给予患者生活上的照顾，每日晨晚间护理1次，保证患者口腔、头发、手足、皮肤、会阴及床单位的清洁。

（4）协助卧床患者床上移动、翻身及有效咳嗽，每2小时1次，执行预防压疮流程，保证患者皮肤无压疮。

（5）保证患者每日入量，根据病情严格记录出入量。

（6）对于约束患者，严格执行约束制度，保证患者的监护过程安全、清洁，保持患者卧位舒适及功能位。

（7）加强留置导管的护理，无导管污染及脱落。

（8）履行相关告知制度并针对疾病进行健康教育。

（9）保持急救药品和抢救器材的良好功能状态，随时做好抢救准备。

（10）详细记录各项治疗护理措施。

（二）一级护理管理

1. 护理对象

（1）有自杀自伤冲动、走失倾向的患者。

（2）冲动伤人、兴奋躁动、行为紊乱、毁物行为者。

（3）木僵、拒食、病情波动较大的患者。

（4）严重药物反应的患者；严重躯体并发症患者。

（5）生活不能自理者。

2. 护理内容

（1）安全护理措施到位，定时巡视，密切观察病情。将患者安置在护士易于观察的病室内，每30分钟巡视一次；观察治疗过程中的各种副反应；有无自伤、自杀倾向。

（2）正确执行医嘱，按时完成治疗并指导患者正确用药。

（3）给予或协助患者完成生活护理，每日晨晚间护理1次，保证口腔、头发、手足、皮肤、会阴及床单位的清洁。

（4）必要时协助卧床患者床上移动、翻身及有效咳嗽，每2小时1次，执行预防压疮流程，保证患者皮肤无压疮。

（5）指导患者饮食，保证入量。

（6）对于约束患者，严格执行约束制度，保证患者的监护过程安全、清洁，卧位舒适。

（7）履行相关告知制度并针对疾病进行健康教育，做好心理援助和康复指导。

（8）随时做好抢救准备。

3. 管理与活动范围

（1）实施封闭式管理为主。

（2）患者一切用物由工作人员负责管理。

（3）患者在重病室内活动为主。若外出必须由工作人员陪护。

（三）二级护理管理

1. 护理对象

（1）精神症状不影响病区秩序，生活能自理者或被动自理者；轻度痴呆患者。

（2）伴有一般躯体疾病，生活能自理或需协助者。

（3）有情绪低落、自杀意念、出走企图，但能接受劝导者。

2. 护理要求

（1）安置在一般病室内。

（2）密切观察病情及治疗后的反应，做好安全护理。

（3）视病情督促和协助生活料理。

（4）安排患者参加适宜的工娱、体育及学习活动。

（5）针对性地开展心理护理，进行健康教育。

（6）每日护理查房，每周护理记录1~2次。有情况随时记录及交班，必要时报告医生。

3. 管理与活动范围

（1）实施半开放管理为主。

（2）患者的个人生活用品自行管理。

（3）患者在病区内可自由活动，在工作人员陪护下可参加各种户外活动。

（4）经医生同意，在家属陪护下，在规定时间内可返家或参加社会活动。

（四）三级护理管理

1. 护理对象

（1）精神疾病恢复期，躯体症状缓解，生活能自理。

（2）康复待出院者。

2. 护理要求

（1）安置在一般病室内。

（2）观察病情，了解患者对出院所面临的各种心理状态，开展心理护理。

（3）结合患者情况进行疾病知识、治疗、防复发和社会适应等方面的健康教育。

（4）制订与实施综合性康复护理，帮助患者健康重建。安排患者进行体力、智力、日常生活、工作、社交能力诸多方面的功能训练，做好出院后走向社会的适应性准备。如担任休养员委员会工作，有计划地安排家庭、社会的社交或体育活动等。

（5）针对性地做好出院指导。

（6）每日护理查房，每周护理记录1次，特殊情况随时记录。

3. 管理和活动范围

（1）实施开放管理，提供接近正常人的生活自由度。

（2）患者的物品均可自行管理。可穿自己喜爱的衣服、戴手表、自备半导体收音机、携带自己喜爱的图书、乐器，也可自备零用钱等。

（3）在规定时间内可独自外出散步、看电影、逛街、购物等。

（4）经办理手续后，每周可自行回家探亲访友，参加社交活动。

第四节　与精神障碍患者的沟通技巧

沟通是人与人之间用不同的方式和方法互相发送、传递和接受信息的过程，它是人际交往的一个基本因素。接触精神疾病患者不单是为完成治疗及护理任务，更重要的是以患者为中心，建立护士与患者的治疗性人际关系，运用交往和沟通技巧，观察患者的思维、情感和行为等病态表现，帮助患者维护健康、预防疾病、恢复功能，实现护理工作的目标。因此，精神科护士熟练掌握运用沟通技巧是了解病情的重要途径，是做好精神科护理工作的基本功之一，也是优质护理服务的关键步骤。

一、与患者沟通的意义

（一）建立和改善护患关系的需要

护患关系的建立依赖于护患沟通的效果，有效的沟通会使患者体会到友好真诚、尊重和体贴的态度，从而对护士产生信任感，形成良好的护患关系。反之，则可能导致护患冲突。

（二）收集可靠资料、准确评估患者的需要

在日常护理中护士除从常规检查中获得患者的躯体资料，还需要了解患者的心理、社会状况、心理需求等，这些资料的获取必须通过与患者的沟通，无效的沟通难以收集可靠的资料，无法准确评估患者，妨碍制订有效的护理措施。

（三）促使患者参与治疗、护理，积极合作

通过有效的沟通建立的良好的护患关系本身就具有治疗作用，它能满足患者的需要，调整或改变患者的观念、情绪和心态，使患者配合治疗，临床上有辅助治疗作用。

（四）健康教育作用

向患者宣传健康知识，提高其自我护理能力，为患者提供心理社会支持，促进心身健康。

（五）规避执业风险的作用

与患者良好的沟通可以更好地了解病情，准确把握在护理工作中可能出现的问题，及时有效地解决、减少纠纷。同时，拥有良好的护患关系是避免纠纷的最有效的途径，而有效和谐的沟通是建立良好护患关系必需的途径。

二、治疗性沟通

护患沟通是护士与患者及家属之间交流信息和感情，建立良好护患关系的过程。良好的护患沟通可以提高患者的护理依从性，增强患者的康复信心，减少和避免护患纠纷。因此，在护理过程中，必须加强护士沟通能力的培养。

（一）治疗性沟通的要求

1. **保密**　护士与患者及家属的接触时间较多，比其他医务人员更有机会发现和了解患者的生活及疾病隐私。无论是患者主动向护士披露的还是护士无意中发现的，护士都应当遵守保密原则，将患者的诊断、治疗过程与其他生活方面的隐私同样看待，恪守保密原则，不在医疗护理范围之外进行扩散。

2. **以患者为中心**　治疗性关系的建立是以促进患者健康为目的，一切针对患者的临床护理决定和行为，都应当以患者的利益为中心，最大限度地保护患者的利益。

3. **制订相应的护理目标**　护士在整个治疗性沟通过程中应该制订完整的护理目标，并以目标为导向完成治疗性沟通。

4. **接受患者**　受到精神症状的影响，有些患者无法顺利地进行沟通，甚至有的患者带有暴力倾向，与这些患者沟通时，护士必须理解患者的行为，不以批判的态度对待患者，以防阻碍治疗性沟通的进行。

5. **避免过多的自我暴露**　为了取得患者的信任，建立信任的护患关系，护士可以适

当地进行自我暴露，但不能过多地进行自我暴露，以免将沟通焦点转移到护士身上。沟通过程中应鼓励患者进行自我暴露，以增强患者对自身疾病的认识能力及解决问题的能力。

（二）切题会谈

切题会谈是精神科最重要的沟通方式，分为四个阶段：

1. 计划与准备阶段　此阶段主要是熟悉资料，准备环境，安排时间，确定目标。

2. 开始交谈阶段　此阶段主要是以给患者一个良好的首次印象，使患者愿主动说出自己的愿望为目的。

（1）充分准备　与患者接触前，护士应做好充分准备。了解、熟悉患者的基本情况，包括一般情况：姓名、面貌、年龄、性别、民族、籍贯、宗教信仰、文化程度、职业、兴趣爱好、个性特征、生活习惯、婚姻家庭情况等；疾病情况：精神症状、发病经过、诊断、治疗、护理要点、特殊注意事项等。交谈前，询问患者的身体状况，如有无不适，是否需上洗手间等。采取适合患者的接触方式，选择适当的交谈内容，为患者提供乐于接受的护理服务。

（2）良好的第一印象　患者对护士的第一印象将极大地影响护患关系及交谈的结果。护士要做到精神饱满，仪表整洁，举止端庄大方，目光亲切善良，态度真诚和蔼，努力创造温馨的气氛及表示愿意接受患者的态度，会使患者处于相对轻松的环境，从而使交谈顺利地进行。护士在与患者开始交谈时应注意使用支持性语言，应有礼貌地称呼对方，介绍自己。此外应向患者说明本次交谈的目的和大致需要的时间，告诉患者交谈中收集资料的目的是为了制订护理计划，帮助患者康复。

3. 引导交谈阶段　此阶段是治疗性沟通的重要部分，会谈成败的关键所在，也是护患治疗性关系能否形成和发展的关键所在。

（1）同理心　是指从对方的角度来认识其思想，体验其情感，并产生共鸣，也就是常说的"设身处地""将心比心"，使患者感到护士的真诚，急患者所急，想患者所想。同理心可以分为：①护士换位思考和体验，感受和理解患者的情感和需求；②护士通过言语和行为，表达对患者的感受和理解；③患者感受到护士的理解，并产生积极的反馈；④护患双方产生思想和情感的共鸣，表现为行为上的密切配合和默契。良好的护患关系，也就从中得到发展巩固。

（2）提问　提问在治疗性交谈中具有十分重要的作用，它可以快速地围绕主题进行信息收集与核实。提问是交谈的基本工具，提问的有效性将决定收集资料的有效性。提问可分为：

①封闭式提问（有方向的提问）：将患者的应答限制在特定的范围之内，患者回答问题的选择性很小，有时只要求回答"是"或"不是"。如："你今天感觉不错吧？""你的头还疼吗？"

封闭式提问方式的优点是：患者能直接坦率地做出回答，护士能够在短时间内获得准确的信息，时间效率高。缺点是：回答问题单一，患者处于被动地位，护士处于权威的主动地位。患者不能充分表达自己的想法和情感，缺乏主观能动性，护士也难以得到提问范围以外的其他信息。

②开放式提问（没有方向的提问）：提问范围较广，不限制患者答案，引导患者开阔思路，说出自己的观点、意见、想法和感受。如："您对治疗还有什么意见？""您这几天的感觉如何？""还需要我哪方面的帮助？"尽量减少问"为什么？"避免给患者一种被质问的感觉。

开放式提问的优点是：没有暗示性，有利于患者发挥主观能动性，发泄和表达被抑制的感情。护士可以获得较多的信息，缺点是需要较长的时间。

（3）倾听　倾听是交流的基础，它在人际交往中占有非常重要的位置。通过倾听，护士才能了解患者存在的问题，从而有针对地提供帮助。倾听的技巧包括以下几点：

①少说话：护士应尽量把自己的语言减到最少，多给患者自由表达思想和意见的机会。

②建立协调关系：了解对方，试着从他的角度看问题，这是提高倾听技巧的重要方法之一。

③表现感兴趣的态度：表示你在注意倾听的最好方式，是发问和要求对方阐明正在讨论一些论点的有效方法。

④眼神接触：护士要用期待、关切的目光注视患者的头面部，并适当进行眼神交流，以示真诚地倾听患者讲话，这也是尊重患者的表现，切勿面无悦色，或只顾手中工作，或表现心不在焉的神态，这会使患者感到不被尊重、受鄙视而不愿谈话。

⑤引导话题延续：除了要善于倾听，护士还应适时地对话题进行引导，将简短的语句加入沟通的过程，如："然后呢"？使患者觉得护士对此次交谈很感兴趣，尤其对于思维散漫的患者应及时给予引导，确定谈话目标。对未听清楚的内容，不要随意点头以示了解，反而使患者感到护理人员在敷衍他，而应明确告诉患者，请他重述一遍。

⑥沉默：在交谈的过程中，沉默本身也是一种信息交流，恰到好处的沉默，给患者以思考，调整思路的时间。短暂的沉默会让患者逐渐安定情绪，可以促进沟通。

⑦适时运用皮肤触摸法：人体的皮肤接触能表达强烈的情感交流，根据患者的年龄、性别、宗教、文化、病情等具体情况采用不同的触摸方式，使交谈更融洽、深入。如对老年患者，可边交谈边抚摸其手，患者会感到亲切、温暖。对患儿边交谈边搂抱或抚摸头部，会潜意识地让其感到母爱，会更亲近你。当患者抑郁或悲伤时，触摸可以使其感到护士的同情和关切。对垂危抢救患者，即使不言语，在旁握住其手，患者会感到安全有依靠。但年轻护士对异性的同龄患者应慎用皮肤触摸，以免引起误解或反感，造成麻烦。

⑧对交谈困难的患者方法要灵活：与老年患者或听力差者，说话时适度靠近患者耳朵，声音稍大些，语速要放慢。对语言表达困难的患者，要耐心倾听，高度专注领会，切勿表示不耐烦或敷衍，更不可讥笑，要以期待、热忱的目光鼓励患者慢慢说。对患儿可仿童腔"牙牙语"，交谈效果会更好。与聋哑患者可用手势、加强表情，或用文字书写与其交谈，同样可取得良好效果。

⑨善于察言观色：观察患者情绪变化，注意患者神态表情、语速、语气、声调、姿

态、举动等，以探索患者的心理活动，揣摩其"弦外之音"，以便适时地转换话题，但又不能被患者所察觉，以免患者紧张或有意掩饰，还要提防患者的突然冲动。

⑩善用重述、归纳、澄清的交谈技巧：当交谈告一段落或一个主题结束时，将患者所述内容进行归纳，重述给患者听，使患者感到护士确实在认真地听他诉述，并已理解他所表达的意思。若有误解也可及时得到澄清和纠正。这为继续交谈打下良好的基础。

(4) 阐释　阐释常常用于解答患者疑问，消除患者心存的问题或疑惑，如诊断依据、治疗反应、病情严重程度、预后以及各种注意事项等。在运用阐释技巧时，要注意给患者提供接受和拒绝的机会，即让患者做出反应。阐释的基本步骤和方法是：①尽力寻求患者谈话的基本信息，包括语言和非语言的；②努力理解患者所表达的信息内容和情感；③将自己理解的观点、意见用简明的语言阐释给对方，尽量使自己的语言水平与对方的语言水平保持接近，避免使用难以理解的语词；④在阐释观点和看法时，用委婉的口气向对方表明你的观点和想法并非绝对正确，对方可以选择接受或拒绝；⑤整个阐释要使对方感受到关切、尊重，明确自己的问题，并知道该怎么做才有利于问题解决。

(5) 支持、理解　患者总是容易对自身的疾病产生过多的担忧和顾虑，或将疾病扩大化而引起不必要的恐惧和不安。而安慰性语言是一种对各类患者都有意义的一般性心理支持，它可使新入院的患者消除陌生感，使恐惧的患者获得安全感，使有疑虑的患者产生信任感，使紧张的患者得以松弛，使有孤独感的患者得到温暖。在安慰时，护士运用共情技巧，理解患者的处境，体察患者的心情，并针对不同的患者选用不同的安慰性语言。

(6) 与不同精神症状患者沟通的技巧

①对妄想患者，护士要启发患者诉述，以便了解其病情，以听为主，对患者所述之事不做肯定或否定，更不要与其争辩，以避免患者的猜疑，甚至被牵涉为妄想的对象，待病情好转时再帮助其改变认识。

②对有攻击行为的患者，护士应避免与患者单独共处一室，态度要平和，不与患者争论，避免激惹性语言，不要站在患者正面，以防患者突然冲动。若遇患者有冲动行为时，要同时由多位工作人员出现在患者跟前，同时以冷静的态度握住患者打人的手臂，并拍其肩，用坚定而又温和的态度劝说，暗示其局面已得到控制。

③对缄默状态的患者，尽管他不言语，护士可以关切地静坐其身边，患者会感到护士对他的理解和重视。

④对于木僵或者癔症的患者，虽然患者看来对外界毫无反应，但意识是清楚的，因此，护士切忌在患者面前随意谈论病情，做任何治疗仍应事先向患者介绍清楚，获得患者的同意。

⑤对于消极抑郁的患者，护士要诱导患者诉泄内心的痛苦，多安慰鼓励，启发患者回顾快乐的往事，并表示赞誉和肯定。

⑥对于异性患者，护士的态度要自然，应谨慎、稳重，以免患者把正常的关心当作恋情，产生误会。

4. 结束交谈阶段　顺利地结束交谈可以为下一次交谈及治疗性护患关系打基础。

由于开始交谈时提前告知了交谈大致需要的时间，所以时间快接近尾声时应给以适当的提醒，同时给予患者适当的安慰和鼓励，如"今天谈得很好，就到这里，下次再谈""休息一下，以后找时间再谈"，作简单交谈后再结束。若有急事必须中断交谈时，应向患者表示歉意，并诚恳约定再次交谈时间，如说："对不起，我有急事要处理，刚才讲的我都记住了，还有问题，明天我们可继续谈。"并且暗示患者本次交谈很顺利，相处很融洽。不可以突然终止谈话，说走就走，更不可在交谈冷场之际，无缘无故离开，这会使患者感到疑虑和不安，不仅影响了本次交谈效果，还将妨碍下次交谈。

第五节　常见危机状态的防范和救护

精神疾病患者常常由于精神症状的影响或严重的精神刺激等原因出现各种急危事件，如表现为暴力行为、自伤自杀行为、出走行为、噎食行为、木僵等。这种状态不仅影响患者自身的健康和安全，对他人和社会秩序也会造成威胁。因此，从事精神科护理的人员必须掌握如何应用专科监护技能来预防各种急危状态的发生，时刻警惕，在急危事件发生后能立即进行有效的处理。

一、暴力行为的防范与护理

（一）护理评估

暴力行为通常是指直接伤害另一个人的躯体或对某一物体的严重破坏性攻击行为，如伤人毁物，具有极强的爆发性和破坏性，会对被攻击对象造成不同程度的伤害，甚至危及生命。暴力行为是精神科最为常见急危事件，可能发生在家中、社区、医院等，会给患者、家庭及社会带来危害甚至严重后果。因此，精神科护理人员需要对患者的暴力行为及时预测，严加防范和及时处理。

1. 暴力行为发生的危险因素评估

（1）**精神症状**　幻觉、妄想、冲动、躁狂、意识障碍、情绪障碍等精神症状与暴力行为的发生有直接或间接的关系。如某患者被害妄想时，由于感到害怕可出现"自卫"心理；命令性幻听可指使患者攻击他人。或意识障碍下出现冲动性的暴力行为，这类行为最难以预防，因为意识障碍的患者行为往往为突发性、缺少明确目的。另外，许多严重的精神疾病患者因缺乏对疾病的自知力，不认为自己有病，被强行收住院，也常导致发生暴力行为。因此，应仔细评估可能与暴力行为有关的精神症状及患者的情绪状态。

（2）**个性特征**　个体受到挫折或受到精神症状控制时，是采用暴力行为还是退缩、压抑等方式来应对，与个体的性格、心理应对方式、行为反应方式等有关。许多研究表明，既往有暴力史是最重要的暴力行为预测因素之一，习惯以暴力行为来应对挫折的个体最易再次发生暴力行为。

（3）**诱发因素**　社会环境、文化等因素等，都可能诱发暴力行为。如药物副作用使病人难以耐受，工作人员态度粗暴激惹病人，病人的需求没有得到满足等都可能导致发生暴力行为。因此在制订护理计划时要充分考虑如何避免这些诱发因素的产生。

2. 暴力行为发生的征兆评估　当精神疾病患者有下列反应时，常是即将要发生暴力行为的征兆，护理人员要高度警惕。

（1）语言　威胁性言语，提无理要求，说话声音大且具有强迫性。

（2）行为　兴奋、激动、踱步、不能静坐、握拳或用拳击物，全身肌肉紧张度增加，尤其是脸部与手臂的肌肉。

（3）情感　愤怒、敌意、烦躁不安、异常焦虑、易激惹、异常欣快。

（4）意识状态　思维混乱、精神状态突然改变、定向力缺乏、记忆力损害。

（二）护理诊断

有对他人施行暴力的危险，与幻觉、妄想、焦虑、器质性损伤等因素有关。

（三）护理目标

1. 短期目标　①患者显示出语言攻击性行为减少或消失；②患者能应用已学技巧控制暴力行为；③患者没有发生暴力行为；④患者能够叙述导致暴力行为的原因和感受。

2. 长期目标　①病人能够以合乎现实的行为表达自己的愤怒与欲望；②以健康的方式处理挫折、紧张、被攻击的感受。

（四）护理措施

1. 对暴力行为的预防　对有多次或恶性暴力行为史或现在具有某些暴力行为征兆的患者，应采取预防措施减少暴力行为的发生。

（1）改善环境　喧哗拥挤的环境往往使患者心情烦躁，诱发暴力行为的发生，所以这类患者要安置在安静、宽敞、明亮、整洁、舒适的环境中，避免不良噪音的刺激。

（2）减少诱发因素　工作人员在与患者沟通交流时，态度要和蔼可亲，适当满足患者合理要求，如吸烟、打电话；避免患者参与一些竞争性的工娱活动，如下棋、打篮球等；尊重患者，不与其发生争执。

（3）提高患者的自控能力　鼓励患者以适当方式表达和宣泄情绪，无法自控时，求助医护人员帮助。同时，明确告知患者暴力行为的后果；设法提高患者的自信心，让患者相信自己有控制行为的能力；设法分散患者的注意力，转移患者的暴力意图；告之患者觉得无法自控时如何求助等。

（4）控制精神症状　把患者的暴力倾向及时告知医生，以便做出及时有效的处理。临床实践表明，长期或短期的药物治疗可有效地控制和减少患者冲动行为的发生。

（5）注意沟通交流方式　对待否认有病、拒绝接受治疗的新入院患者，避免使用命令性言语，切忌言语动作简单生硬，态度应和蔼、语气温和，从关心、关爱、体贴的角度，迎合患者的心理，让患者能接纳信任护士，避免暴力行为的发生。同时护理人员应该避免威胁性、紧张性或突然性的姿势，并调节身体位置，平视患者的眼睛，这样可使患者感觉是平等的交流。

（6）加强人员培训　加强护理工作人员培训，提高其工作技能。精神科护士处于特殊的工作环境中，这就需要有保护自己的能力及对患者冲动行为做出及时干预的能力避免遭受攻击，并使患者的暴力行为受到适当的控制。因此，应加强护士对暴力行为评估能力、建立良好护患关系能力、保护性约束等专科技能的培训。

2. 发生暴力行为时的措施　在精神症状的支配下，患者可突然出现冲动伤人毁物等暴力行为，遇有上述情况医护人员应大胆、镇静、机智、果断地对待患者。

（1）寻求帮助　当患者出现暴力行为如攻击他人、破坏物品、自伤等行为时，首先要呼叫其他工作人员寻求援助，保持与患者安全距离1m左右。

（2）控制场面　疏散围观患者，维持周围环境的安全与安静，转移被攻击对象，从背后或侧面阻止患者的冲动行为，不可迎面阻拦，用简单、清楚、直接的语言提醒病人暴力行为的结果。

（3）心理疏导　护士通过表达对患者安全及行为的关心，缓解患者心理紧张，取得其信任，进而产生感情共鸣，取得患者的配合。对于有诱发事件引起的暴力行为，应及时处理原发事件，以平和患者的愤怒，并可适当答应患者的合理要求，让患者自行停止暴力行为。

（4）适当运用保护性约束　病人仍无法控制自己行为时，可采用身体约束方式协助病人控制自己。如穿约束衣或以约束带约束四肢限制于床上或椅子上，其目的是通过具体的身体约束尽快恢复自我内在的控制。在执行保护性约束医嘱时，常常会引起病人的不安和反抗，所以在保护过程中要持续与病人谈话，以缓和口气告知执行约束的目的、时间，必要时护士可陪伴在一旁以降低其焦虑。

（5）药物的使用　当病人出现躁动不安时，可按医嘱选用一些有较强镇静作用的药物（如氟哌啶醇、地西泮等）肌注来镇静病人的情绪，并注意观察病人的生命体征及用药反应。

3. 暴力行为发生后的措施　暴力行为控制后，要重建患者的心理行为方式，这是对病人暴力行为的长期治疗性处理原则。目前采取较多的方式是行为重建。其理论依据是不管惩罚的程度如何，如果被惩罚者知道以后面临同样的激发情景时，采用哪些新的行为反应方式回报最大，那么原有的攻击行为方式就可能改变。

二、自杀行为的防范与护理

自杀是指有意识的伤害自己的身体，以达到结束生命的目的，是精神科较为常见的急危事件之一。自杀行为按照程度的不同，可分为自杀意念、自杀威胁、自杀姿态、自杀未遂、自杀死亡。

据世界卫生组织报告，自杀是全世界第五位的人类死亡原因，仅次于心脑血管病、恶性肿瘤、呼吸系统疾病和意外死亡。而精神疾病患者中，自杀率显著高于其他人群。因此，防止自杀是精神科护理尤其是住院精神病患者护理的一个重要任务。

（一）护理评估

1. 自杀原因的评估

（1）相关因素 ①精神疾病：精神疾病是自杀的常见原因之一，大部分精神疾病都会增加自杀的危险性。其中自杀概率比较高的精神疾病包括：精神分裂症、抑郁症、药物依赖等。②严重的躯体疾病：如恶性肿瘤、艾滋病等。③严重的不良生活事件：如亲人去世、离婚、失业、被侮辱、受威胁或恐吓、犯罪、独居又丧失经济来源等。

（2）社会心理因素 不良的心理素质如敏感、脆弱、多疑、缺乏主见、行为极端、内向性格者在精神应激状态下自杀的可能性比较大。此外，人际关系紧张，缺少社会支持而使孤独感增加，使患者更加脆弱，易加大自杀概率。

（3）家族遗传史 家族成员有自杀史也是一个重要因素。这可能与遗传物质的传递、家庭成员之间的认同和模仿等有关。

2. 自杀征兆的评估

（1）语言征兆 有企图自杀史的患者应多注意。此外如患者公开表明对生活没兴趣或谈论与死亡、自杀有关的问题也应引起重视。如有在自杀前患者会说"如果没有我的连累，一切都会好的""死了就好了，就解脱了""没什么让我值得活下去了"，或问"哪种死法会比较好，会不太痛苦，时间要多久？"等一些奇怪的问题及话语。

（2）行为征兆 患者突然出现行为的变化，如突然说疾病好转，要去远游，或突然改变以往邋遢的生活，变得爱收拾打扮自己。此外还刻意收集、藏匿一些物品或工具，如收集刀子、叉子、皮带、药片等。有的患者还会写下遗嘱安排自己后事，分配自己的财产等事宜。

（3）情感征兆 对亲人格外关心、体贴或疏远。在抑郁了很长一段时间后，患者突然变得很开心，但无任何理由。有时显得冲动、易激惹、情绪变化快很不稳定。有时又表现为情感低落或紧张、经常哭泣、无助、绝望，或故意疏远亲友，将自己反锁于房中。

3. 评估自杀发生可能的强度 对有自杀危险性的患者，要进一步评估自杀发生可能的强度。

（1）自杀意向 有自杀意念者尚不一定采取自杀行动，有自杀企图者很有可能采取自杀行动，有自杀计划者则可能一有机会就采取自杀行动。

（2）自杀计划 如准备刀或绳索之类，悄然积存安眠药物，均是十分危险的征象。

（3）自杀动机 如为个人内心动机（如悲观绝望，以自杀求解脱）者，危险性大于人际动机（如企图通过自杀去影响、说服、报复他人）。

（4）遗嘱 有对后事的安排，留有遗嘱者很可能立即采取自杀行动。

（5）隐蔽场所或独处 隐蔽场所危险性大，独自一人时更可能采取自杀行动。

（6）自杀时间 如趁着家人外出或上班时自杀，夜深人静时及工作人员交接班时危险性大。

（7）自杀意志 自杀意志坚决者，危险性大。如自杀未遂者为没有死而感到遗憾，表明患者想死的坚决意志。

4. 评估自杀危险性的辅助工具 在临床实际工作中，护理人员还可借助于一些量表来评估患者的自杀风险和预测自杀的危险性。如贝克的抑郁量表、自杀观念量表、自杀意向量表、抑郁自评量表、巴比与布里克自杀评估量表（表3－1）等，帮助护士发现患者自杀意向和风险，采取护理干预对策。

表3－1 自杀评估量表

致命程度 评估因素	1	2	3	4	5	患者分数
年龄	0~4	5~14	15~24	25~49	50以上	
性别	女/男	男	男	女/男	男	
情绪症状	无与压力有关的情绪	有与压力有关的情绪	出现身心症状	抑郁、焦虑及其他身心症状	绝望及有死亡计划	
自伤计划	无	计划模糊不具体	计划具体但可以解救即刻性危险	计划清晰，可行性高但无	致命性计划无可解救	
生活支持系统	多个朋友及家人	朋友及家人	有家庭自杀史	缺乏朋友及家人支持	独自生活	
近期生活重大改变或丧失	无	责任及义务增加	有健康及工作问题	与亲人分离	亲人死亡日或周年纪念日	
身体疾病	无			恶病质性疾病	绝症	
物质滥用	无			服用药物习惯	喝酒或服用毒品	
认知及解决问题的能力	无此问题	调适技巧差	无效的调适技巧	认知僵化	局限于怪异的想法、无助感	
拟用方法	无此问题	仅限于服药或割腕的知识	知道较多的致命性药物	用刀枪、上吊、跳楼、煤气	家中藏有致命武器，且知道如何使用	

（二）护理诊断

1. 有自伤、自杀的危险 与严重的悲观情绪、无价值感、幻听等有关。

2. 应对无效 与社会支持系统不足、处理事物的技巧缺乏有关。

（三）护理目标

1. 短期目标 ①患者在治疗期内不再伤害自己，能够与工作人员建立良好的信任性关系；②患者能够以正确途径表达和宣泄自己痛苦的内心体验。

2. 长期目标 ①患者不再有自杀意念，无自我伤害行为；②对自己的生活有积极的认知，并能维持良好的身体状况；③能够掌握良好的应对技巧，以取代自我伤害的行为。

（四）护理措施

1. 心理护理

（1）与患者建立治疗性信任关系，多与患者交流沟通，解除患者疑虑，目的是使患者放弃自杀打算，勇敢地面对生活，帮助患者掌握解决问题的方法，提高患者自信心和自尊感。

（2）患者在住院期间尽量安排患者与家属及朋友多接触，减少患者与他人隔离的感觉。指导家属一起共同参与对患者的治疗和护理，此期间应严密观察患者的病情变化。

（3）及时缓解患者的心理压力，经常倾听患者诉说，让其充分表达内心世界或进行自我批评，提供发泄、内疚等情感机会，同时护理人员要给予真诚的关怀和同情。

（4）根据患者的病情和具体情况，可与患者讨论自杀的问题（如原因、计划、时间、地点、方式、如何获得自杀的工具等），并讨论如何面对挫折和表达愤怒的方式，这种坦率的交谈可大大降低患者自杀的危险性。

2. 安全护理

（1）将患者安置在重病室，在护理人员视线范围内，病室应安静，设施安全、光线明亮，空气流通，整洁舒适。

（2）密切观察患者自杀的先兆症状。患者焦虑不安、失眠、沉默少语或心情豁然开朗，在某一地点徘徊、忧郁、拒食，卧床不起等应给予足够的重视。此时避免患者单独活动，可陪伴患者参加各种娱乐活动，接触患者时适时给予心理上的支持。

（3）严格执行护理巡视制度。护理人员要有高度的责任感，对有危险倾向的患者要做到心中有数，重点巡视。尤其在夜间、凌晨、午睡、饭前、交接班及节假日等病房医务人员少的情况下，要特别注意防范。

（4）要加强对病房设施安全检查，有问题及时维修，严格做好药品及危险物品的保管工作。

（5）发药时应仔细检查口腔，严防患者藏药或蓄积后一次吞服而发生意外。

（6）密切观察患者的睡眠情况，对于入睡困难和早醒者护士应了解原因，要设法诱导患者入睡，无效的要报告医生处理。

3. 对严重自伤自杀行为患者的护理

（1）将患者安置在重病室，进行一对一的守护，活动范围应在护士视线范围内。清查各种危险物品，并经常检查患者身上及床单位有无危险物品、遗书、字条等。

（2）连续评估自杀的危险性。对有计划的患者，要详细询问地点、方法、时间，如何获得自杀工具和评估发生自杀行为可能性的大小。

（3）保证患者遵医嘱按时服药，确保各种治疗的顺利进行。

（4）一旦发生自伤自杀，应立即隔离患者进行抢救。对自伤自杀后的患者应做好自伤自杀后的心理疏导，了解患者心理变化，制订进一步的防范措施。

4. 生活护理 要保证患者适当的营养，观察患者的排泄，保证睡眠，适当休息，在生活上给予关心照顾。

5. 健康教育

（1）**针对患者** 与患者建立良好护患关系，指导患者遵医嘱服药，确保治疗的顺利实施；向患者传递正确积极的病情相关信息，使患者看到治疗的希望；帮助患者正确认识自己，并教会患者一些科学有效处理问题的方法及途径，不断完善自己增强心理承受能力；鼓励患者积极参加社交及工娱活动，扩大自己的交际范围和兴趣爱好，增强适应能力。

（2）**针对家属** 加强疾病知识宣教，使家属理解患者的痛苦和行为，并真心接纳患者；但应注意在关心和尊重患者的同时，不能过分迁就和强制；帮助患者合理安排工作、生活，恰当处理与患者的关系，避免激惹性的语言和行为；代患者保管药品，遵医嘱按时、按量用药，并注意观察用药期间患者的情绪及行为问题。

三、出走行为的防范与护理

出走行为是指没有准备未告诉亲属或未经医生批准，擅自离开的行为。由于患者自我防护能力下降，出走可能给病人或他人造成严重后果。所以，护理人员必须掌握患者出走行为的防范与护理。

（一）护理评估

1. 出走原因的评估

（1）**精神疾病** ①患者自知力缺乏，否认有精神病，不愿接受治疗而出走；②受妄想幻觉支配，认为住院是对其迫害而设法离开医院；③有自杀观念的病人因医院防范严密，达不到目的而寻找机会离开医院后自杀；④病人为实现某种病态心理而脱离医院，如上访、告状等；⑤嫉妒妄想的患者怀疑配偶对自己不忠，自己住院无法监视，而设法离开医院。

（2）**社会心理因素** 目前大多数精神病医院是封闭式的，以利于无自知力患者的管理。患者被强制住院后既不愿接受治疗，也担心住在精神病院，以后会受到社会歧视，影响自己的名誉与前途；同时，封闭式的病房使患者感到生活单调、苦闷、受拘束和限制，处处不自由；有的病人可能牵挂家庭，想念孩子；有的病人可能不了解治疗的科学性（如电休克治疗、药物治疗）而感到恐惧，都可能导致病人出走。

（3）**工作人员工作疏忽** 工作人员责任心不强，如离岗、注意力不集中、病房设施有漏洞或损坏未及时修补等给病人可乘之机，借外出做检查和活动等机会出走。工作人员态度生硬，方法简单，解释不耐心等给病人以劣性刺激，使其产生不满心理，也是造成病人出走的原因。

2. 出走患者的表现

（1）意识清楚的患者多采用隐蔽的方法，平时创造条件，遇有机会便可出走。如与工作人员建立良好关系，取得工作人员的信任；常在门口附近活动，窥探情况，趁工作人员没有防备时出走；观察病房的各项设施，寻找可以出走的途径，待工作人员放松警惕后乘机出走。

（2）处于朦胧状态或意识不清楚的病人，出走不讲究方式，不知避讳，会旁若无人地从工作人员身边走过。其出走无目的、无计划，多受幻觉妄想支配，一旦成功出走，寻找困难，故危险性较大。

（3）部分患者出走前表现焦虑、坐卧不安、徘徊不止、频繁如厕、东张西望、失眠等。

总之，病人出走前，多数都会有一些异常表现，只要护理人员仔细观察，采取相应的护理措施，就能避免病人出走行为的发生。

护士还可以通过下列提示评估病人的出走危险性：①病史中有出走史；②病人不愿住院或被强迫入院；③病人对治疗不配合，恐惧、害怕治疗；④缺乏自知力；⑤病人有明显的幻觉、妄想；⑥病人有寻找出走机会或途径的表现；⑦病人对住院环境不适应，思念家人。

（二）护理诊断

有受伤害的危险　与自我防御能力下降、意识障碍等有关。

（三）护理目标

1. 患者能对疾病有正确的认识，了解住院的重要性，安心住院。
2. 住院期间没有发生出走行为。

（四）护理措施

1. **安全管理**　及时检查损坏的门窗，工作人员进出时要注意锁好门、保管好钥匙。

2. **加强沟通**　护理人员应加强与患者的沟通，了解患者所需，并满足其合理要求。帮助患者尽快适应医院环境，配合治疗。对有出走想法的患者，应了解原因，给予解释与安慰，力求打消患者出走的念头。

3. **加强监护**　对出走欲望强烈或有出走历史的患者，不宜带出病区活动，应设专人看护，严格遵守检查制度，患者外出检查时必须专人陪护，进出病区必须清点人数。

4. **丰富住院生活**　经常开展室内活动，如文娱活动、工娱治疗活动等，充实和丰富患者的住院生活。嘱咐亲属朋友多来探望患者，鼓励患者，减少患者孤独感，以转移患者出走的念头。

四、噎食的防范与护理

精神病人发生噎食窒息者较多，其原因主要是服用精神病药物发生锥体外系副反应时，出现吞咽肌肉运动不协调所致。表现为患者在进食中突然发生严重的呛咳、呼吸困难、出现面色苍白或青紫等危象，甚至窒息死亡，应立即处理。近年来，由于新一代抗精神病药物问世，锥体外系副反应已少见，故药物所致的噎食较过去大为减少。

（一）护理评估

1. 原因评估

（1）因病抢食、暴食所致。

（2）精神疾病者，长期服用抗精神病药，出现锥体外系不良反应，引起吞咽肌肉运动不协调，抑制吞咽反射而致。或电抽搐治疗（电休克治疗）后未完全清醒，在意识模糊状态下进食引起。

（3）脑器质性疾病患者，吞咽反射迟钝，因抢食、急骤进食而发生噎食；癫痫病人进食时如抽搐发作也可能造成噎食。

2. 症状评估

（1）程度较轻者，呛咳、呼吸困难、面色青紫、双眼直瞪、双手乱抓、四肢抽搐等。

（2）程度严重者，意识丧失、全身瘫软、四肢发凉、大小便失禁、呼吸和心跳停止等。

（二）护理诊断

1. 吞咽障碍　与抗精神病药物不良反应或脑器质性疾病等有关。

2. 有窒息的危险　与进食过急有关。

（三）护理目标

1. 患者在住院过程中不发生噎食。

2. 患者知道细嚼慢咽的重要性，能有效防止噎食。

（四）护理措施

1. 严密观察患者病情及有关药物的副反应，对有严重锥体外系副反应的患者，可酌情给予拮抗剂，并为其选用流食半流食，避免给患者含骨、刺的食物。

2. 加强饮食护理，对药物副反应较重、吞咽困难的病人，专人守护进食或喂食，必要时给予鼻饲流质饮食，防止噎食发生，力争做到早发现、早抢救。对抢食及暴饮暴食者，应单独限量分次进食。

五、意外的急救处理

1. 服毒　以服精神科药物或镇静安眠药最多见。处理要点：①评估患者的意识状态、瞳孔、肤色、分泌物等；②向意识清晰的患者和家属了解判断服用药物的性质、种类、剂量、过程；③对意识清晰的患者，先催吐，再洗胃；④对意识不清或休克的患者，应配合医生做好彻底洗胃、急救处理；⑤患者清醒后要做好心理护理。

2. 自缢　是精神患者常见的自杀方法。自缢患者的致死原因是因为身体的重力压迫颈动脉导致大脑缺血缺氧。处理要点：①立即将患者向上托起，使绳索放松，快速解脱自缢的绳套避免压迫，但注意要把患者抱住再解套，以免摔伤患者；②将患者就地平放，解开衣领及腰带，如果患者还有呼吸及心跳，要保持呼吸道通畅，如果患者呼吸心跳停止，要立即进行心肺复苏；③遵医嘱做好药物治疗和复苏后期的纠正酸中毒和防止因缺氧所致的脑水肿等对症支持治疗；④患者清醒后要做好心理护理。

3. 触电　是指人体直接接触电源而造成的伤害，可引起电烧伤、肌肉痉挛或心脏骤停。处理要点：①立即关闭电闸使患者脱离电源，切记在断电前搬动患者；②意识清醒的患者就地平卧休息，解开衣带领口等，抬起下颌，保持呼吸道通畅；③呼吸心跳停止的患者立即进行心肺复苏；④对复苏成功后的患者，要对电烧伤的部位进行清创处理，禁止下床活动，防止心力衰竭；⑤患者清醒后还要做好心理护理，严防再次自杀。

4. 外伤　临床常见的外伤有坠跌伤、撞击伤和切割伤，此种损伤会导致肢体骨折、出血或休克死亡。①坠跌伤：如果发现患者自高处坠落时，应立即判断患者意识是否清醒，有无头痛、呕吐，有无开放性伤口、骨折、颅脑损伤、内出血等。如有开放性伤口，应立即用布带结扎肢体近心端止血。如有骨折，应减少搬运，先初步固定再用硬板搬运；如有脊柱骨折搬运时应保持脊柱平直状态，避免脊柱弯曲损伤脊髓。同时还应观察有无内脏损伤。如有休克就地进行抢救，初步处理的同时联系相关科室，送入医院进行后续治疗。②撞击伤：若发现患者撞击时，应立即阻止，转移注意力。不听劝告者，抱住患者阻止撞击行为或迅速保护患者头部，以缓冲撞击度，或将其约束。一旦发生撞击应迅速了解患者的伤势，检查有无开放性伤口、出血等。如有开放性伤口，立即清创缝合。同时密切观察患者意识、呼吸、脉搏、血压及瞳孔及有无呕吐等。如有异常应立即通知医生并配合进行抢救处理。③切割伤：患者用锐利器具切割血管等造成肌体的伤害，此损伤容易引起大出血，严重者可导致休克甚至死亡。紧急处理：应立即止血，用止血带或布带结扎肢体近心端止血。此外还应注意患者的面色、口唇、尿量、神志及四大生命体征。根据受伤部位、时间判断患者出血量，是否存在休克、是否就地抢救或是外科治疗。

5. 噎食　在服用抗精神病药物的患者中较为多见。处理要点：①就地抢救，分秒必争，立即停止进食，清除口咽部食物，疏通呼吸道。迅速用手掏出病人口中食物，如病人牙关紧闭，可用筷子等撬开口腔掏出食物，并解开领口。②如果抠出食物后病人仍无缓解，应立即将病人腹部俯卧于凳子上，让上半身悬空，猛压其腰腹部迫使膈肌迅速上移而逼迫肺内气体猛然外冲，使气流将进入气管的食团冲出。如果重复 5~6 次不见效，应立即用大号针头在环甲软骨上沿正中部位插入气管，并尽早进行气管插管。③如心跳停搏，立即进行胸外心脏按压。④如自主呼吸恢复，应立即氧气吸入，专人持续监护，直至完全恢复。

第六节　精神科护理的评估与诊断

一、精神科护理的评估

精神科护理评估是指精神科护士收集护理对象的资料，对资料进行分类、整理、组织的过程。通过与病人接触交流，观察病人言语和非言语的行为，发现护理对象异常活动的精神问题。

（一）评估的目的

1. 全面系统的收集相关资料。
2. 为医疗护理提供可靠的诊断依据。
3. 建立良好的护患关系。
4. 为护理评价及修改护理计划提供参考。

（二）遵循的原则

持续性、整体性、计划性、客观性、准确性。

（三）评估的内容

1. **一般情况**　受教育的程度、宗教信仰、职业、门诊或入院诊断；主诉和现病史详细内容；患者在胎儿期时母亲情况，是否足月顺产，生长发育情况，父母的教育方式，学校的表现和学习成绩，升学与就业；恋爱、婚姻、性生活及生育情况；个性特征及兴趣爱好，不良嗜好；两系三代内有无精神疾病患者。

2. **精神症状**　意识状态、外貌、接触情况、日常生活自理情况；认知过程：知觉、思维、注意力、记忆力、智能、自知力等；情感过程；意志行为；社会心理情况：自我概念、人际关系、家庭情况、生活事件等。

3. **躯体情况**　一般健康状况，有无躯体疾病或症状，有无脱水、水肿、呕吐或外伤等。

（四）评估方法

1. 观察法。
2. 交谈法。
3. 体格检查。
4. 阅读有关健康记录。

二、精神科护理的诊断

（一）概念

精神科护理的诊断是针对个人、家庭或社区，对现存或潜在的健康问题以及生命过程问题的反应所下的临床诊断，精神障碍患者的护理诊断重点在于患者心理活动的异常。其特点有：

1. 与安全有关的护理诊断。
2. 与心理活动、社会功能有关的护理诊断。

3. 与生理功能有关的护理诊断。

（二）组成

精神科护理的诊断由问题、病因、症状组成。

（三）常用护理诊断

1. 生理功能方面

（1）睡眠形态紊乱。

（2）营养失调、低于机体需要量。

（3）有皮肤完整性受损的危险。

（4）便秘。

2. 认知活动方面

（1）自我形象紊乱。

（2）自尊紊乱。

（3）感知改变。

（4）思维过程改变。

（5）记忆力障碍。

3. 情感过程方面　　焦虑、恐惧、悲哀。

4. 行为方面

（1）有自伤危险。

（2）有暴力行为的危险。

（3）不合作。

（4）活动无耐力。

（5）自理缺陷。

第四章　精神障碍的常用治疗及护理

1. 了解精神障碍的电痉挛治疗。
2. 熟悉精神药物治疗。
3. 掌握精神疾病药物治疗、电痉挛治疗及工娱治疗的护理。

第一节　药物治疗与护理

一、常用精神药物

精神药物主要指作用于中枢神经系统，影响精神活动的药物，可分为两类：一类使正常精神活动变为异常，称拟精神药物，也称致幻药；另一类使异常精神活动转为正常，称抗精神异常药，包括抗精神病药、抗抑郁药、抗躁狂药和抗焦虑药等。

（一）抗精神病药物

抗精神病药是主要用于治疗精神分裂症及其相关精神病性障碍。

1. **分类**　按药理作用可分为两类：一类是典型抗精神病药物又称传统抗精神病药物，代表药物有氯丙嗪、氟哌啶醇等；另一类是非典型抗精神病药又称非传统抗精神病药，代表药物有氯氮平、利培酮、奥氮平、喹硫平等。

按化学结构可分为吩噻嗪类、硫杂蒽类、丁酰苯类、二苯氧氮平类、苯甲酰胺类和其他，这几类药物在结构上不同，但作用相似。

2. **临床应用**

（1）**适应证**　主要用于分裂症及相关精神病性障碍。

（2）**禁忌证**　严重的心血管疾病、肝肾疾病及各种原因引起的中枢神经系统抑制或昏迷、急性感染、高热、造血功能不良和药物过敏等，白细胞过低者、老人、孕妇、儿童等慎用。

3. **常见不良反应和处理**

（1）**神经系统不良反应**　可表现为：①急性肌张力障碍：出现最早，表现为不自主的眼上翻、斜颈、颈后倾、面部怪相和扭曲、吐舌、张口困难、角弓反张和脊柱侧弯等。处理方法：肌肉注射东莨菪碱0.3mg或口服苯海索2mg。②类帕金森综合征：最常见，具有运动缓慢、静止性震颤及肌张力增高等三大特征。处理方法：如果患者病情稳定，可把一种经典抗精神病药更换为另外一种非典型抗精神病药；若不改变抗精神病药物，可用抗帕金森综合征的药，抗精神病药减少至最低有效剂量。③静坐不能：表现为无法控制的激越不安、不能静坐、反复走动或原地踏步，常被误诊为药量不足。处理方法：可用普萘洛尔30~90mg/d。④迟发性运动障碍：常出现在长期用药突然停药时，以不由自主的、有节律的刻板式运动为主要特征。迟发性运动障碍无可靠的治疗方法，应在需要的情况下，通过限制使用经典抗精神病药物来预防其发生。

（2）**心脏血管系统不良反应**　①体位性低血压：常发生于低效价经典抗精神病药物治疗的患者，尤其是氯丙嗪、硫利达嗪和氯氮平。发病时将患者放平，取平卧或头低位，严重或反复出现者应考虑减量或停药，严重反应者应立即选用升压药，去甲肾上腺素1~2mg，加入5%葡萄糖溶液200~500mL，静脉滴注，禁用肾上腺素。②心脏毒性：多发生于药物治疗剂量较大时，老年人及患有心血管疾病者，一旦发生应减量或停药，并对症处理。

（3）**体重增加**　经典和非经典抗精神病药均可引起体重增加，最显著的是氯氮平和奥氮平，用药前可告知患者此不良反应，若发生可考虑换用齐拉西酮或阿立哌唑。

（4）**粒细胞减少症**　实验室检查发现白细胞减少，严重者粒细胞缺乏，以氯氮平较多见，应用氯氮平期间应监测白细胞，每两周一次，停药后连续监测几周，一旦发生应立即停药，使用抗生素预防和控制感染，并使用促白细胞生成剂、输入新鲜血液等方法。

（二）抗抑郁药物

抗抑郁药物主要用于治疗各种抑郁状态和预防抑郁障碍反复发作。

1. 分类　目前临床常用的抗抑郁药物有三类：三环类及在此基础上开发出来的杂环和四环类抗抑郁药物，如丙咪嗪、氯丙咪嗪、阿米替林等；单胺氧化酶抑制剂，如吗氯贝胺；新型抗抑郁剂，选择性5-羟色胺再摄取抑制剂，如氟西汀、帕罗西汀、舍曲林、氟伏沙明、西酞普兰等。

2. 临床应用

（1）**适应证**　主要用于各种抑郁症，也可用于恐惧症、儿童遗尿症和注意缺陷多动综合征的治疗。

（2）**禁忌证**　癫痫、严重心血管疾病、老年肠麻痹、青光眼和前列腺肥大等，孕妇和老人慎用。

3. 常见不良反应和处理

（1）**抗胆碱能不良反应**　最常见，初期剂量小时可见口干、便秘、视物模糊、手颤和心动过速等，随剂量加大可更明显。但多数会逐步减轻，少数症状更重如严重便秘、排尿困难或尿潴留、眼内压增高，处理方法为需减少抗抑郁药物的剂量或换药。

（2）**中枢神经系统**　可有感觉异常如肢体麻木或针刺感；肌肉颤动；癫痫发作。

（3）**心血管系统**　是主要的不良反应，常见有心动过速、体位性低血压、心电图可见 P-R 间期延长、QT 或 QRS 时间延长、严重者可引起二度和三度房室传导阻滞。

（4）**其他**　如过敏性皮炎、粒细胞减少或缺乏、性功能障碍、中毒性肝损害等。

（三）抗躁狂药物

抗躁狂药物又称为心境稳定剂，是治疗躁狂以及预防躁狂或抑郁发作的药物。

1. 分类　抗躁狂药物主要包括锂盐和某些抗癫痫药，如丙戊酸盐、卡马西平、拉莫三嗪等，此外，抗精神病药（如氯丙嗪、氟哌啶醇等）及苯二氮䓬类药物（如氯硝西泮、劳拉西泮等），对躁狂发作也有一定的疗效。

2. 药理作用　目前对于碳酸锂抗躁狂的作用机制尚不十分明确，一般认为锂可以降低神经突触对儿茶酚胺的敏感性，使其活化程度降低而发挥作用。

3. 不良反应与处理

（1）**锂蓄积中毒**　锂在肾脏与钠竞争重吸收，缺钠或肾脏疾病易导致体内锂蓄积中毒。一般用药后 1~2 周，与血锂浓度有关。早期表现：疲乏、无力、嗜睡、手指震颤、厌食、上腹不适、恶心、呕吐、稀便、腹泻、多尿、口干等；后期表现：持续多尿、烦渴、体重增加、甲状腺肿大、黏液性水肿、手指震颤。手指粗大震颤提示血锂浓度接近中毒；锂盐中毒先兆：频繁恶心、呕吐、腹泻、粗大震颤、抽动、呆滞、困倦、眩晕、构音不清、共济失调等，后期出现意识障碍、甚至昏迷，肌阵挛、肌束颤动等。锂盐中毒应立即停药，大量给予生理盐水或高渗钠盐加速锂盐排泄，或进行人工透析。

（2）**丙戊酸盐的不良反应**　主要为胃肠道反应、镇静、共济失调、震颤等。

（四）抗焦虑药物

抗焦虑药主要用于减轻焦虑、紧张、恐惧，稳定情绪，兼有催眠镇静作用。

1. 分类　目前广泛使用的抗焦虑药物为苯二氮䓬类，如地西泮、氯硝西泮、劳拉西泮等。

2. 临床应用

（1）**适应证**　主要用于焦虑症、抑郁症，也可用于恐惧症、儿童遗尿症和注意缺陷多动综合征的治疗。

（2）**禁忌证**　严重的心血管疾病、肾病、药物过敏、药物依赖、妊娠三个月之内、青光眼、重症肌无力、酒精及中枢抑制剂使用时等禁用。

3. 常见不良反应和处理　治疗剂量时不良反应少见，主要有嗜睡、过度镇静、智力活动受影响等，偶见药疹。长期用药可产生药物依赖性，突然停药则产生戒断反应，宜逐步缓慢停药。

二、药物治疗过程中的护理

护理工作在精神科药物治疗前、治疗中和维持治疗期都起着十分重要的作用。

（一）护理评估

1. 身体状况，包括营养状况、大小便、睡眠、饮食、活动、身体健康状况（生命体征、实验室及辅助检查结果）。

2. 既往健康状况及成长经历。

3. 目前主要精神症状，自知力情况。

4. 患者用药后的反应（精神症状改变情况及可能的药物不良反应）。

5. 性与生殖功能，如性欲、性能力、生理状况（月经周期、孕期、停经）。

6. 社会支持系统，如人际关系、家庭结构、角色功能、社会文化和环境因素等。

（二）护理诊断

1. **有自伤的危险**　与体位性低血压、步态改变、肢体僵硬、意识混乱等有关系。

2. **躯体活动障碍**　与类帕金森综合征、运动不能等药物不良反应有关。

3. **遵医行为障碍/不合作**　与自知力缺乏或不能耐受不良反应的因素有关。

4. **生活自理能力缺陷**　与精神障碍和药物的不良反应有关。

（三）护理目标

1. 患者精神症状得到缓解或控制。

2. 预防和减少患者意外事件的发生。

3. 预防和减少患者服药后的不良反应。

4. 增强患者服药和接受治疗的依从性。

5. 患者恢复基本的生活自理能力和社会适应能力。

（四）护理措施

1. **建立良好的护患关系**　建立良好互信的护患关系可促进患者的合作和提高治疗的依从性。

2. **加强药物治疗中的基础护理**　因药物有吞咽困难的不良反应，进食时应防止噎食，必要时专人喂食、鼻饲或静脉补液等，保证营养摄入；注意观察患者的睡眠情况，有无不睡、早醒、嗜睡，防止患者蒙头睡觉，做好患者的心理护理；对体位性低血压、运动不能的患者应注意指导患者活动和起床动作要慢，必要时协助防止摔伤；对卧床少动易发生便秘、尿潴留患者应强化定时排便训练，多进食含粗纤维蔬菜、水果，必要时导尿。

3. **健康教育**

（1）**坚持服药**　护士主动介绍药物服用及保管方法，以及常见药物不良反应的观察和处理方法，使患者了解用药目的，主动配合治疗，不可随意增减药物或停药。

（2）**定期复查**　长期坚持接受医生咨询，定期复查，根据病情调整药物，及时心理疏导，预防复发。

（3）**家庭支持**　家庭成员了解患者的病情及有关服药知识，尊重、关心患者，预防病情复发。

（五）护理评价

1. 药物是否达到预期效果，是否符合家属的期望。
2. 药物是否有不良反应，哪些能耐受，哪些不能耐受。
3. 患者出院后是否可以自行服药。

第二节　电痉挛治疗与护理

一、电痉挛治疗

电痉挛治疗（ECT）又称为电休克治疗，是指在安全范围内使用一定量的电流通过大脑，引起意识丧失与痉挛发作以治疗精神障碍的方法。目前在国外，发达国家均已对传统电痉挛治疗进行改良，即在电痉挛治疗前加用静脉麻醉药和肌肉松弛剂，使病人抽搐明显减轻和无恐惧感。其适应证广、安全性高、并发症少，因此已作为标准治疗，我国一般称为改良的电痉挛治疗。

（一）适应证

1. 严重抑郁，尤其是有强烈自杀、自伤企图及行为者。
2. 极度兴奋躁动，冲动伤人者。
3. 拒食、自罪及紧张性木僵者。
4. 精神药物治疗无效或对药物治疗不能耐受者。

（二）禁忌证

无抽搐电痉挛治疗无绝对禁忌证。尽管如此，有的疾病可增加治疗的危险性（即相对禁忌证）必须高度注意。

1. 大脑占位性病变及其他增加颅内压的病变者。
2. 最近颅内出血者。
3. 心脏功能不稳定的心脏病者。
4. 出血或不稳定的动脉瘤畸形者。
5. 视网膜脱落者。
6. 导致麻醉危险的疾病（如严重呼吸系统与肝肾疾病等）者。

二、电痉挛治疗的护理

（一）治疗前护理

1. 治疗前应进行详细的体格检查和必要的实验室检查，如心电图、脑电图、胸部 X

光片，以了解病人是否存在禁忌证。

2. 对已接受过 ECT 的病人，应详细检查其上次治疗记录，以便根据痉挛发作长短和呼吸恢复情况确定通电量和时间。

3. 接受 ECT 的病人可以同时服用精神药物，但在治疗前需停服一次抗精神病药，应用利血平的病人必须在停药 3～5 天后，方可开始 ECT。

4. 做好病人的心理护理，向病人及其家属解释治疗目的、过程、效果、疗程。让病人及其家属表达对治疗的看法及感觉。可以让以前接受过改良 ECT 的病人与其聊天，以解除或减轻病人及其家属的紧张恐惧，争取主动配合治疗。

5. 治疗前一天，协助病人清洗头发，以免油垢影响通电效果。

6. 治疗前禁食禁饮 6 小时，嘱排空大、小便，换宽松舒适的衣服。取下活动性假牙、发卡和佩戴的金属物品，解开领扣、衣带。

7. 治疗前常规测体温、脉搏、呼吸和血压。体温在 38℃ 以上，脉搏在 130 次/分以上，血压超过 22/15kPa，不宜做此治疗。

8. 治疗室应宽敞明亮、安静，准备好急救所需的各种药品和器械。

9. 准备治疗时所用注射药物。

10. 准备生理盐水、导电冻胶、压舌板和其他消耗性材料。

（二）治疗中护理

1. 让病人仰卧治疗台上，四肢自然伸直，两肩胛间相当于胸椎中段处垫一沙枕，使头部过伸，脊柱前突。同时，告诉病人取该卧位的目的。

2. 通电前 30 分钟按医嘱静脉注射阿托品 1mg。

3. 按医嘱静脉注射 2.5% 硫喷妥钠 9～14mL（约 5mg/kg），静脉注射速度前 6mL 约 3mL/min，其余按 2mL/min 的速度推注，当病人睫毛反射迟钝或消失，呼之不应、推之不动时停止推注硫喷妥钠。然后另推 0.9% 生理盐水 2mL 以冲洗针头。

4. 在静脉注射硫喷妥钠 7.5～10mL（即全量的 2/3）时给予吸氧。

5. 按医嘱快速静脉注射（10 秒注完）氯化琥珀酰胆碱 50mg（稀释到 3mL）。全身肌肉松弛，自主呼吸停止时，是最佳的通电时机。

6. 在麻醉后期，将涂有导电冻胶的电极紧贴于病人头部两侧颞部或非优势半球侧颞部，局部接触要稳妥，以减小电阻。

7. 通电前停止供氧。用压舌板置于病人一侧上下臼齿间，用手紧托下颌。如为有抽搐 ECT，还需由两名助手固定病人肩、肘、膝关节，以防抽搐引起骨折或脱位。

8. 当脸面部和四肢肢端抽搐将结束时，用活瓣气囊供氧并做加压人工呼吸，约 5 分钟自主呼吸可自行恢复。

（三）治疗后护理

1. 治疗结束后，应将病人安置在安静的室内，取侧卧位。密切观察病人的反应，如病人意识尚未清醒，兴奋不安，此时，护士宜陪伴病人并拉上床栏，直至病人完全清醒。

2. 治疗后 15 分钟、30 分钟、1 小时、2 小时量血压、脉搏和呼吸，以了解生命体征是否渐趋稳定。

3. 让病人表达对治疗的感觉，观察其情感状态，鼓励病人参加病房活动。

4. 对于有记忆障碍的病人，护士可给予提醒，并告知记忆力是可以恢复的。

5. 记录好病人电痉挛治疗前、中、后的反应。

6. 病人清醒后，提醒病人进食，或与做同样治疗的病人一起进食。

第三节　心理治疗及心理护理

心理治疗亦称为精神治疗，是治疗者应用有关心理学原则与方法，通过与患者密切沟通（如交谈）的特定方式，对其施加影响，以达到使患者从病态心理向正常心理转变的治疗方法。

一、心理治疗的分类与原则

（一）心理治疗的分类

1. 根据理论模式分类

（1）分析性心理治疗　该疗法是根据弗洛伊德的心理动力学理论创立的，该理论认为患者的心理障碍是由于压抑在"潜意识"中某些幼年时期所受的精神创伤所致，通过内省方式让患者焦虑的情绪得到发泄，并对患者提供的谈话内容进行分析解释，使其领悟从而改变原行为模式达到治疗目的。

（2）认知性心理疗法　该疗法的原理认为凡是情绪或行为反应，均与认知有关。适应不良行为和情绪障碍被认为是不良认知的结果，所以治疗的重点是患者的认知修正。

（3）行为性心理治疗　该疗法的基本原理是根据学习心理学认为人类的行为乃至思维模式是通过后天学习以及接受环境中的各种信息反复刺激结果，因此对个体的行为给予适当的奖赏或处罚，便可操纵其行为。该疗法常用方法有系统脱敏疗法、冲击疗法、厌恶疗法、阳性强化疗法等。

（4）支持性心理治疗　该疗法主要运用治疗者和患者之间建立的良好关系，积极地应用治疗者的权威、知识和关心来支持患者，使患者发挥潜能，处理所面临的问题，渡过心理危机。

（5）人际性心理治疗　该疗法主要强调人际关系和社会因素在抑郁或焦虑障碍患者中的作用，阻断和遏制负性情绪发生与人际关系低下之间的恶性循环，从而达到缓解症状和改善预后的目的。其质量方式强调注重目前的情况，利用实际的练习和操作来改善患者的人际交往能力，适用于门诊轻度、中度的抑郁或焦虑患者。

2. 按照治疗对象多少分类

（1）个别心理治疗　是指心理治疗者和来访者一对一的形式治疗。

（2）**家庭治疗**　是以家庭为单位进行的心理治疗。该疗法主要是以家庭为干预目标，家庭所有成员在现实家庭关系背景下共同接受治疗。治疗者通过观察家庭成员之间的沟通、互动形态及权利关系，并通过治疗性的沟通技巧，带领家庭成员面对真正的核心问题，解决患者与家属的心理障碍。

（3）**集体治疗**　是以许多有共同心理问题的来访者，或对某一疗法有共同适应证的不同疾病患者为心理治疗对象，在同一时间、地点，有1~2名心理治疗者对多名来访者所进行心理治疗。

3. 按照实施的时间分类

（1）**长期心理治疗**　指治疗时间较长，如超过两三个月，甚至一两年。

（2）**限期心理治疗**　指在治疗开始时，治疗者和来访者建立一个共同的治疗次数和期限，双方在此约定的时间内，共同努力去实现治疗目标。

（3）**短期心理治疗**　指尽量在短期内完成的心理治疗。

4. 根据患者意识范围的分类　分为催眠治疗和觉醒治疗。催眠治疗是指患者处于意识极度狭窄的状态下，患者可以接受治疗者的言语指导，并将意识中已经忘记了的创伤性经历回忆起来。觉醒治疗是指患者的意识处于清醒状态，根据治疗者表达的信息患者自觉地进行积极性思考，有意识的调整自己的情绪，是心理治疗中最常采用的治疗方法。

（二）心理治疗的原则

1. 接受性原则　接受性原则是指对所有的求助者，不论其年龄的大小、地位的高低、疾病的轻重、初诊还是复诊，都要做到一视同仁，让患者感到你是可以信赖的，才能接受治疗。

2. 支持性原则　支持性原则是指治疗者在充分了解患者心理疾病的病因后，给予其精神上的鼓励和支持，支持的方式是要让患者感到你是有科学依据的，使患者建立起治疗疾病的信心。

3. 成长性原则　该原则是发现来访者与人格不够成熟、不够完善有关的心理问题或心理障碍，帮助来访者反省、发现自己在人格上的不完善、不成熟的方面，并指导来访者经过长期努力来解决这些人格上的问题，最终达到人格完善、心理健康成长与发展的治疗目标。

4. 保密性原则　患者的姓名、职业、病情及治疗过程中进行保密是治疗者所应遵循的职业道德，也是心理治疗所必需的，在治疗的开始和结束时都应该向患者说明，这样可取得患者的信任，促进良好的医患关系，获得有关病情的可靠信息。

二、心理治疗过程中的护理

（一）治疗前的护理

1. 评估患者是否适合参加心理治疗　存在的症状是否适合参加心理治疗、是否有治疗的动机等。

2. 提供一个适宜的治疗环境　应整洁、安静、愉悦、宽松、无他人干扰等，还可以根据心理治疗的特点放轻音乐等，使病人感觉亲切，有助于解除顾虑，接受治疗。

3. 做好准备　患者提前 30 分钟左右到治疗室，做好必要的记录，根据患者的情况做好必要的健康指导。

（二）治疗中的护理

1. 以同情、关怀的态度接纳患者，使患者产生信任感，强化患者接受治疗的动机。

2. 在治疗过程中主要是做好治疗者的助手，收集资料，包括患者主要个性特点、心理问题、职业、对治疗的期望等，与患者建立良好的治疗关系。

（三）治疗后的护理

结束治疗后，护士要陪同病人离开治疗室，询问病人有哪些需求；预约好下一次的治疗时间；对治疗效果不满意的病人应耐心听取他们的意见，仔细分析原因，将信息及时反馈给治疗者，与其共同商讨适当的解决办法。

三、心理护理的特点

（一）广泛性

心理护理的范围很广，护士与患者接触的各个阶段，任何护理操作，都包含着心理护理内容。

（二）复杂性

心理护理是复杂的影响过程，其目的是让患者在认知、情感、行为上发生变化。

（三）个体性

患者因个体差异而表现各异，心理护理是在观察疾病发展特点基础上，了解患者疾病发展中所表现的认知、情绪、行为反应，有针对性的制订护理措施。

（四）心身统一性与心理能动性

从因果关系看，躯体疾病的出现可使个体产生不同的心理现象，反之，心理因素也可引起躯体疾病的发生，二者关系密切相互影响。

四、心理护理的目的

心理护理的目的是帮助患者缓解对疾病的紧张、焦虑情绪，树立战胜疾病的信心，协助其构建良好的人际关系，更好地适应社会角色和生活环境。

五、心理护理的主要实施形式

（一）个性化心理护理与共性化心理护理

个性化心理护理是针对患者的个性，了解患者在疾病过程中表现的不良心理状态，采取因人而异的有效对策；共性化心理护理是护士归纳和掌握同类患者心理问题的规律，对其潜在的或已存在的心理问题作预防性评估和干预，避免出现严重的心理问题。

（二）无意识心理护理与有意识心理护理

无意识心理护理是指整个疾病护理过程中，护士的一切操作和言谈举止都可能对患者心理活动产生影响，因此，护士应尽可能的注意言行举止对患者产生积极作用。有意识心理护理是指护士自觉地运用心理学理论和技术，通过相应的行为和语言，如有根据的保证、合理的解释、有益的暗示等，实现对患者的心理支持、心理调控，达到心理护理的目标。

六、心理护理的原则

（一）交往原则

心理护理是在护士和患者交往过程中实现的，通过交往可以协调关系，增进感情，满足需要，有利于医疗护理工作的顺利进行。

（二）启迪性原则

心理护理时护士应用医学及医学心理学知识逐渐改变患者的认知水平，消除其对疾病的错误观念，主动配合治疗。

（三）针对性原则

针对性原则指护士应当根据每个患者在疾病的不同阶段所出现的不同心理问题因人而异，有针对性的采取各种对策。

（四）自我护理的原则

自我护理包括自我诊断、维持健康、自我预防、参加保健、自我用药等，护士应启发、帮助和指导患者尽可能的进行自我护理。

七、住院精神障碍患者的心理护理

多数精神障碍患者在入院前对自身的病情没有正确的认知，护士应根据其病情特点，采取合适的接触方法，不要与其争辩是否有病。住院期间经常深入接触患者，了解其心理活动和病情的动态变化，不同情况采取不同的心理护理方法，如对罪恶妄想、消极观念和嫉妒妄想者要加强心理疏导；对夸大妄想者不争辩；对具有钟情妄想者要举止稳重，保持一定的严肃性；对严重兴奋躁动者应迅速组织人力将患者隔离保护，同时要向患者解释说明，隔离保护的目的是为了他的安全等。出院前帮助患者制订合理的康复计划，做好家属、工作单位有关人员及社区的健康教育，接纳患者，使他们协助患者进行维持治疗，使患者获得家庭和社会的支持，逐步适应并最终回归社会和家庭。

第四节 工娱治疗及护理

工娱治疗是通过工作、劳动、娱乐和文体活动，缓解精神症状，促使疾病康复，防止精神衰退，提高适应外界环境能力的治疗方法。目前，在我国这种疗法除在各地精神病医院内广泛开展以外，在院外的精神病防治工作中，也已成为一项有效的防治措施。

一、工娱治疗的适应证

适用于各种对慢性期或恢复期患者。

二、工娱治疗的组织与方法

（1）一般的工娱治疗活动。

（2）社会交往技能的训练。

社会交往技能的训练通常采用角色扮演、小组活动等训练患者与人交谈的技巧，提高患者言语与非言语的表达能力，防止其因疾病致社交能力下降。

（3）学习行为的训练

组织患者读报、看新闻了解国内外大事；举办医学科普知识讲座，交流康复经验；学习医院有关制度，配合国家及医院中心工作的开展活动，让患者不脱离社会。

（4）生活行为的康复训练

生活行为的康复训练通过模拟实地练习和家庭训练，让患者学习个人卫生料理、日常生活技巧、家务劳动（做饭、打扫卫生、购物）、仪容仪表的修饰等。

（5）职业技能的训练

职业技能的训练结合患者的实际情况开展不同的职业技能训练，如作业训练、服务、销售等，通过一些劳动和职业技能训练，使患者培养劳动习惯，并具备一定的工作能力，为患者回归社会做好准备。

三、工娱治疗的护理

1. 在工娱治疗活动中，应根据病情，因人而异，选择不同的项目，以便患者发挥各自的特长与爱好。

2. 安全护理与记录。护士应注意观察患者的精神状态变化，评估患者康复训练的实际情况；认真清点和管理好各种物品、器材和危险物品，防止病人伤人或自伤；集体工娱活动时，应随时注意病人的动向，如要中途离开时应予以陪伴；住院病人参加工娱治疗时，应做好交接工作，认真清点人数，以防病人走失；组织郊外活动时，应经主治医师开医嘱，禁止有自杀、外走等倾向的病人参加，并组织好病人，编成小组，严格按外出活动护理常规实施。

3. 尊重患者，给予心理上支持。工娱治疗的最终目标是使患者回归家庭和社会，为了达到这一目标护士要具备高度的热心和耐心，对待患者多鼓励少批评，注意不要操之过急，从简单到复杂，先易后难，从家务劳动过渡到社会工作，直至恢复原来的工作能力。

第五章 器质性精神障碍患者的护理

学习目标

1. 了解器质性精神障碍的基本概念。
2. 熟悉器质性精神障碍的特点。
3. 掌握器质性精神障碍的护理诊断和护理措施。

第一节 器质性精神障碍概述

一、基本概念

器质性精神障碍是指人体有组织形态学改变或生理生化改变所致的精神障碍。器质性精神障碍主要指有明确的原因，即感染、创伤、变性、肿瘤或癫痫等，有共同的精神病理综合征，在诊断和治疗方面有一定特异性的一类疾患。其中，由脑部疾病导致的精神障碍称为脑器质性精神障碍，包括脑变性疾病、脑血管病、颅内感染、脑外伤、脑肿瘤、癫痫等所致的精神障碍；躯体疾病所致的精神障碍是指由脑以外的躯体疾病引起的，又称为症状性精神障碍。常见的躯体疾病如肺性脑病、肝性脑病、肾性脑病、心源性脑病、甲状腺功能亢进等。这里应用器质性一词，主要是与所谓功能性精神障碍相区别。功能性精神障碍是指根据目前科学技术水平还未能发现有明显形态学改变或肯定的生理生化改变的精神疾患。但这种区分只是相对的、有条件的，随着科技水平的不断发展，各种检测手段的日益进步，原先被认为纯属功能性的精神疾患，已发现有肯定的脑实质及超微结构方面的变化，并不是纯功能性的障碍。

二、常见的临床综合征

（一）急性脑病综合征

急性脑病综合征是指由脑部弥漫性、暂时的急性病变引起的，以意识障碍为主要特征的综合征。其主要原因有急性中毒、感染、代谢障碍、脑外伤、内分泌紊乱、药物、营养及维生素缺乏等。

临床上主要表现为意识障碍，常有昼轻夜重的特点。可有注意涣散、定向力障碍、动作迟缓、对周围事物理解困难以及感知、记忆和思维受损等。情绪方面，早期多呈轻度抑郁、焦虑、易激惹，病情加重时变得淡漠。如伴有生动错觉或幻觉，则可出现恐惧激越情绪，行为紊乱，吵闹不安，称为谵妄状态。意识恢复后常不能回忆。患者自知力常受损。一般病情发展速度快，病程较短，病变可逆，预后较好。

（二）遗忘综合征

遗忘综合征是由脑部器质性病变所致的一种选择性或局灶性认知功能障碍，以近事记忆障碍为主要特征。主要原因以慢性酒精中毒最为常见，其他如胃癌及严重营养缺乏、脑外伤、脑血管疾病、缺氧、一氧化碳中毒、脑炎及脑肿瘤等器质性疾病也可以是其发病原因。

主要临床表现是记忆障碍，患者表现为对近期发生事情，特别近期接触过的人名、地点和数字最易遗忘。为了补偿这方面的缺陷，常产生错构和虚构现象。患者意识清楚，其他认知功能仍可保持完好。

（三）痴呆综合征

痴呆综合征表现为全面性智能衰退，包括记忆、思维、理解、计算等能力减退，人格改变，不伴有意识障碍，多为不可逆，部分经治疗后可有改善。因起病缓慢，病程较长，故又称慢性脑病综合征。最常见原因是神经系统退化性疾病，在老年期尤以阿尔茨海默病为最常见。其他如颅内占位性病变、脑外伤、脑炎、脑血管性疾病等，也常是其发病原因。

临床早期主要表现为兴趣及工作效率减退、思维迟钝、近事记忆减退、注意力集中困难等。大多进展缓慢，随着病情发展，上述症状加重，并可出现妄想观念（如被盗妄想、被害妄想等）。由于推理、判断、自知力受损以及高级情感活动如羞耻、道德感的受累，可出现反社会行为（如性犯罪、偷窃等）。后期则表现为情感淡漠、幼稚、愚蠢、欣快和哭笑无常等。思维贫乏，言语单调或缄默不语。行为刻板重复而无目的。智能进一步衰退，可出现定向障碍，大小便失禁，日常生活不能料理等。

第二节　脑器质性精神障碍

脑器质性精神障碍是指脑部有组织形态学改变所致的精神障碍。各种脑器质性精神障碍的病因尽管不同，但大多数患者可具有共同的临床特征。这些临床特征往往根据病程进展的速度而变化，起病急骤者，主要表现为意识障碍；而起病缓慢者则常表现为记忆障碍、人格改变及痴呆综合征。上述各种综合征，亦可能在同一患者的不同病程阶段中出现。有时亦可在同一患者中同时存在。

一、常见脑器质性精神障碍

（一）阿尔茨海默病

阿尔茨海默病（Alzheimer 病，AD）是一组病因未明的原发性退行性脑变性疾病。多起病于老年期，隐匿起病，不可逆性缓慢进展，以痴呆综合征为主要临床表现。病理改变以大脑弥漫性萎缩和神经细胞变性为主，并可见特征性的老年斑和神经元纤维缠结，是老年期的常见病。

1. 临床表现 多隐匿起病，少数患者在躯体疾病、骨折或精神刺激的情况下发病。记忆障碍常为本病的首发症状。早期记忆障碍以近事遗忘最明显，如经常失落物品，遗忘已许诺的事情，言语啰唆、重复等。难以处理复杂的问题，对新事物表现出茫然难解。

随着病情发展，记忆障碍加重，以至远记忆障碍出现，智能减退日益严重。外出后找不到自己家门，说不出家人的名字，甚至不能正确回答自己的姓名、年龄、是否已经结婚等。有时因记忆减退而出现错构和虚构，可产生片断被盗、嫉妒等妄想，妄想可随痴呆加重而逐渐消退。反应迟钝，计算力、理解力、判断力进一步减退，行为幼稚，日常生活不能完全自理，还可出现失语、失认、失用等症状。

后期精神衰退，严重者记忆力丧失，仅存片段的记忆，日常生活不能自理，大小便失禁，呈现缄默、肢体僵直，查体可见锥体束征阳性，有强握、摸索和吸吮等原始反射。最终昏迷，一般死于感染等并发症。

也有的患者早期就出现情感障碍，人格改变。表现为躁狂或抑郁状态，主观任性，待人冷漠，对家人缺乏感情，常因琐事与人争吵，不知羞耻，缺乏道德感，不注意个人卫生。

2. 诊断 起病缓慢，以逐渐加重的痴呆为主要临床症状，病情发展虽可暂时停顿，但不可逆转。根据病史、体检和实验室检查排除其他导致痴呆可能的原因即可作出诊断。

3. 治疗 迄今无特殊治疗方法。药物治疗与非药物治疗相结合，加强营养、生活照顾，配合心理治疗和护理，预防意外发生。一般患者不需要服用抗精神病药物，如有精神兴奋或抑郁、行为紊乱难以管理者，可小剂量使用抗精神病药、抗抑郁药或抗焦虑药，但要注意副反应，症状改善后及时停药。适当使用改善认知功能和促进脑部代谢的药物有一定帮助。

（二）癫痫所致的精神障碍

1. 临床表现 癫痫所致的精神障碍可发生在癫痫发作前、发作时和发作后，亦可在发作间歇内呈持续性的精神障碍。

（1）发作前的精神障碍 患者在癫痫发作前可出现全身不适、易激惹、烦躁不安、精神紧张、情绪抑郁等前驱症状。亦可表现为历时短暂的各种异常体验，如各种简单到复杂的视物变形、错觉或幻觉，然后有癫痫发作，持续时间短暂，通常为数小时至数天，又称为精神性先兆。

（2）**发作时的精神障碍** 表现为历时仅数秒的幻视、视物显大、视物显小、上腹不适、恶心、恐惧、感觉异常等。有的患者可突然出现意识障碍，目光呆滞，无目的咀嚼舐唇，解系纽扣，牵拉衣角或哼哼作声，动作笨拙，重复，缺乏目的性，还可表现为神游、梦游等，称为精神自动症。有的产生病理性激情、冲动、甚至出现反社会行为，发作后不能回忆。

（3）**发作后的精神障碍** 常出现意识模糊、反应迟钝、定向障碍、有生动幻视、情感暴发，也有兴奋躁动或狂暴行为。通常历时数分钟至数小时，醒后不能回忆。

（4）**慢性癫痫性分裂样障碍** 少数癫痫患者在反复发作之后，在意识清醒情况下发生联想障碍、强制性思维、被害妄想和幻听等类似偏执型精神分裂症的症状。此时患者的癫痫发作大多已减少或停止，精神症状常可持续数月或数年之久，仍可保持良好的情感反应。

（5）**癫痫性人格障碍** 部分患者在长期的癫痫反复发作后，导致的人格改变，不伴有意识障碍。表现为自私，自我为中心，见利忘义；心胸狭隘，爱猜疑，好记仇并不择手段进行报复；固执己见，刚愎自用；性情粗暴、反复无常、冷酷无情、行为冲动；爱撒谎欺骗，被揭露后无内疚和羞耻感；有的表现为循规蹈矩，令人厌烦的殷勤和逢迎，卑躬屈膝，或表现为自卑、自责；性欲异常与性变态。

（6）**癫痫性智能障碍** 约1/3患者会发生不同程度的智能障碍。由于癫痫反复发作造成的脑损害、抗癫痫药物对脑的影响、癫痫发作对患者学习的不利影响，常导致注意力不集中与记忆力困难，理解、分析与判断能力下降，最后发展为痴呆。

2. 诊断

（1）符合脑器质性疾病的诊断标准。

（2）有癫痫的证据，且精神障碍的发生和病程与癫痫相关。精神障碍呈发作性，并伴意识障碍，对诊断有重要意义。

3. 治疗 调整抗癫痫药物的种类和剂量，有效地控制癫痫发作，药物使用原则尽可能单一用药。精神症状可选用奋乃静、氟哌啶醇等。对人格障碍和智能障碍者，应加强管理和教育，进行心理治疗和工娱治疗等。颞叶癫痫者可行手术治疗。

（三）脑炎所致精神障碍

1. 临床表现 脑炎可原发于病毒、细菌感染或继发于败血症，以病毒感染多见。现许多病毒已被分离出，其中以单纯性疱疹病毒最为常见，一般发病无季节性与地区性，曾称为散发性病毒性脑炎。精神症状可以是首发症状，也是主要临床表现。

起病呈急性或亚急性，多数患者可有呼吸道或胃肠道感染病史。早期出现头痛、呕吐、精神萎靡、乏力等。继而表现为不同程度的意识障碍，表情呆滞少语，理解困难、记忆缺损、注意涣散、定向障碍和大小便失禁等。也可伴有兴奋躁动、片段幻觉妄想、缄默违拗、木僵等。还可出现肢体不自主运动、锥体束征、肌张力增高、步态不稳或轻瘫以及抽搐发作等神经系统体征。少数病例发病早期脑损害的体征常不明显，在病程中意识清晰，临床表现酷似癔症或精神分裂症，但如能细致检查与询问病史，仍可发现有轻度脑器质性损害的症状。

2. 诊断

（1）实验室检查　可见血白细胞总数增高，中性粒细胞增高。

（2）脑脊液检查　细胞和蛋白质轻度增高，但亦可能正常。

（3）脑电图　常是弥散性异常，或在弥散性异常的背景上有局限性异常脑电活动，此对诊断本病有重要价值。

（4）CT 检查、MRI 检查　可排除脑脓肿和颅内肿瘤。

3. 治疗　如能及时诊断及合理治疗，本病一般预后良好，多数患者可获痊愈或显著进步。如病程中意识障碍严重或转入昏迷者，则预后较差，可残留不同程度的后遗症。治疗采用抗病毒治疗加上对症支持治疗。

（四）脑血管疾病所致精神障碍

1. 临床表现　无论是缺血性或者是出血性脑血管病，均会引起脑供血不足，从而导致精神障碍，通常进展缓慢，病情波动，既可因卒中而急性加剧，也可因侧支循环形成而好转，临床表现多样，如认知缺损、人格改变、情绪障碍等，最后发展为痴呆。以多发性脑梗死性痴呆最常见。

多发性脑梗死性痴呆常见于中老年人，男性多于女性，以智能障碍的进行性加重为主要表现。病程多呈阶梯式发展，常可伴有局限性神经系统体征。脑动脉硬化是引起本病的根本原因。

多数患者有高血压及高血脂病史，有的可有脑血管意外发作史。早期患者述头痛、头晕、失眠或嗜睡、易疲乏、精力不集中，同时患者原有的个性特征也变得更为突出，容易激动或过度敏感，逐渐出现近记忆障碍，远期记忆相对完好，智能损害有时只涉及某些特定的、局限的认知功能，如计算、命名等。而一般推理、判断可在相当一段时期内保持完好，常能察觉自身的这些障碍而主动求医或努力加以弥补。患者的情绪不稳，容易激惹，可因微不足道的诱因而引发哭泣或大笑，偶尔可出现忧郁、焦虑、猜疑及妄想等。晚期自控能力丧失，个人生活不能自理，有时难与阿尔茨海默病区别。急性起病者常在脑血管意外发作后出现，可呈现意识模糊状态，伴有行为紊乱及幻觉妄想，发作过后出现人格及智能障碍。

2. 诊断

（1）脑电图　常明显异常。

（2）脑脊液检查　可有蛋白质轻度增高，脑血流速度检查有血管弹性降低，阻力增大，血流量减少而缓慢。

（3）脑 CT 扫描、MRI 检查　可见低密度区及局限性脑室扩大，脑磁共振成像则可清楚显示腔隙梗死灶。

本病的诊断主要根据有高血压或脑动脉硬化并伴有卒中或脑供血不足史，有近事记忆障碍及情绪不稳表现，人格保持相对完整，病程具有阶梯进展的特点，还可具有局灶性神经系统病变的阳性体征。

3. 治疗 目前还没有特效药物治疗，首先控制血压和危险因素，有高血压及动脉硬化者，可对症处理。有急性缺血发作者，应积极治疗，控制其发作。为改善认知功能，可服用吡拉西坦、吡硫醇及核糖核酸等。高压氧治疗及紫外光照充氧回血疗法可使部分早期患者获得一定疗效。精神症状较明显时，可合用少量抗精神病药治疗，症状一旦控制，即可停药。

二、脑器质性精神障碍的护理

（一）护理评估

1. 评估主观资料

（1）一般情况 评估患者有无意识障碍以及意识障碍的程度；与周围环境接触如何，对周围的事物是否关心；主动接触及被动接触状况；合作情况；日常生活情况，如睡眠、衣着、饮食、大小便、月经情况以及自理能力等。

（2）认知活动 评估患者有无错觉、幻觉；患者的思维活动情况，有无妄想；了解患者的注意力和记忆力状况；智能方面有无智能减退；评估患者对自己精神症状的认识能力。

（3）意志行为活动 观察患者有无兴奋躁动、吵闹不休、甚至冲动、伤人或自伤等行为；将患者病前病后的人格加以比较，以了解患者有无人格改变。

（4）情感活动 可通过交谈启发了解患者的内心体验，观察患者有无情绪低落、焦虑、忧郁、紧张、恐惧；对周围环境的反应能力，以及有无情绪不稳、易激惹等。

2. 评估客观资料 评估患者的意识状态、生命体征、营养状况、睡眠状况、饮食状况、排泄状况、生活自理状况；评估患者有无自知力，以及自知力损害程度；评估患者的家庭情况、各成员之间关系是否融洽、患者在家中的地位、经济状况、受教育程度及工作环境、社会支持系统。患者能否坚持工作，与同事家人能否正常相处；评估患者的患病史、家族史、药物过敏史；了解患者的用药及药物不良反应情况；评估患者的常规化验、特殊检查结果。

（二）护理诊断

1. 意识障碍 与各种脑器质性疾病所致脑组织损害有关。

2. 有受伤的危险 与意识障碍、精神障碍、药物因素有关。

3. 有暴力行为的危险 与兴奋、躁动、幻觉等精神症状有关。

4. 生活自理缺陷 与意识障碍或精神障碍、运动障碍有关。

5. 有感染的危险 与体质虚弱、生活自理能力差有关。

6. 营养失调 与发热、摄入不足、感染有关。

7. 思维过程改变 与感知觉障碍、思维障碍、记忆障碍有关。

8. 家庭应对无效 与丧失对抗疾病的能力或经济承受能力有关。

（三）护理措施

1. 基础护理

（1）饮食护理 结合原发疾病的情况，为患者提供易消化、营养丰富的饮食。同时注意水分的摄入。对吞咽困难、不能进食者，及时给予鼻饲饮食或静脉补充营养液，以保持营养代谢的需要；为患者提供整洁、舒适的进餐环境，给予充足的进餐时间，让患者细嚼慢咽，防止噎食；在不影响治疗和病情许可的前提下，提供患者喜爱吃的食物，以促进食欲。

（2）生活护理 做好晨晚间护理；帮助患者整理好日常个人卫生；保持床单清洁、整齐、干燥，防止褥疮；根据天气变化及时给患者增减衣物、被服，防止受凉；预防患者继发感染。

（3）病情观察 根据病情需要，观察患者的体温、脉搏、呼吸、血压、意识状态、缺氧程度、出入量等；避免消除诱发因素；保持呼吸道通畅，防止痰液、分泌物阻塞。

（4）睡眠护理 减少或祛除影响患者睡眠的诱发因素，为患者创造良好的睡眠环境；让患者建立有规律的生活，为其安排适当的活动，以减少白天卧床、睡眠的时间。

（5）大小便护理 观察患者大小便情况，尿潴留时应及时给予导尿，长时间导尿的患者要防止尿路感染。有水肿、高血压的患者，应适当限制水分的摄入，并准确记录出入量；保持大便通畅，对便秘者，应增加粗纤维饮食，必要时遵照医嘱给予缓泻剂或灌肠；对长期卧床的患者，要定时提供便器，让患者逐渐适应床上排便。对认知障碍的患者，每日定时送其到卫生间，帮助患者认识并记住卫生间的标志和位置，训练患者养成规律的排便习惯。

（6）其他 建立良好的护患关系，细心观察，保持有效沟通。

2. 安全护理

（1）评估可能受伤的因素 观察和了解患者有无暴力行为和冲动行为，以及造成受伤的因素，尽量减少或祛除危险因素的发生。

（2）加强安全护理 将患者安置在易观察、安全且无危险物品的房间，并在工作人员的视线下活动，定时巡视，必要时专人陪护；与兴奋躁动的患者分开管理，为患者提供舒适、安静的环境，减少不良刺激和环境对患者的潜在危险因素。

（3）严密观察 密切监测患者的生命体征变化，以及意识状态、皮肤黏膜情况等；发现异常情况时应立即报告医生，并做好抢救的准备。

（4）采取适当措施，防止发生意外 对有意识障碍的患者，应安置于重症室，由专人监护，防止摔伤、坠床，必要时可予以约束；患者癫痫大发作时防止下颌脱臼、舌咬伤，保护好四肢，防止骨折或者摔伤；对烦躁不安、躁狂状态的患者，必要时安置于重病室，重点监护，可暂行约束。约束期间，应经常检查患者的安全、肢体血液循环、躯体舒适等情况。保护带不宜过紧，避免损伤皮肤，影响血液循环；对抑郁状态的患者，应将其置于护理人员易观察及安全的环境中，避免单独居住、单独活动。严密观察病情变化，严防患者消极自杀；鼓励患者参加工娱活动，让患者参加力所能及的工作、劳动和文娱活动，以促进疾病的康复。

3. 心理护理

（1）**入院阶段**　器质性疾病所致精神障碍的患者，可有各种心理反应，如焦虑、恐惧、易激惹、孤独感、消极心理等。护理人员应主动介绍自己，帮助患者尽快熟悉环境和适应病后所需的生活方式。要关心患者，耐心做好安慰、劝导等护理工作，给予心理支持，使其能够配合治疗和护理。建立相互信任的治疗性人际关系，主动发现患者的身心需要，并及时采取措施，尽可能地予以满足。鼓励患者表达自己的想法和需要，给予他们发泄的机会，从而减轻患者的焦虑、恐惧和抑郁等心境障碍的程度。要帮助患者树立战胜疾病的信心，建立起有利于治疗和康复的最佳心理状态，以促进疾病康复。

（2）**治疗阶段**　指导患者了解疾病的病因、临床表现、疾病的进展情况以及治疗、护理、预防的方法，解除其顾虑和紧张。让患者知道了解用药的计划和药物治疗的必要性，以及有关药物的不良反应。懂得保持和增进健康，需要重视躯体疾病的治疗和护理，同时不可忽视对精神障碍的治疗和护理。了解原发疾病病情加重时，精神症状也会随之加重，同样，器质性疾病病情减轻时，精神症状可随之减轻。让患者知道器质性疾病所致精神障碍有昼轻夜重及呈波动性的特点，使患者有心理准备，防止因病情变化而引起精神困扰。

（3）**康复阶段**　评估患者知识缺乏的程度及相关因素，了解患者的特长、兴趣和认知能力，因人而异地制订相应的活动计划及健康教育目标。协助和指导患者应付、适应个人健康情况，以及尽快适应病后的生活方式。为患者提供每日社会活动的信息，增加其兴趣，并帮助患者参与适合其认知水平的社会活动。鼓励患者与社会接触，培养有益于身心健康的爱好或学习新的技能，使其最大限度地保持和恢复其现存的沟通能力和社会功能。鼓励患者在能力范围内自我料理个人生活，并有计划地进行生活能力的教育、培养和康复训练。

4. 健康教育

（1）**患者**　教会患者与疾病有关的自我护理方法，鼓励其增加自我护理的独立性，避免过分依赖他人。指导患者掌握完成特定康复目标所需要的技术方法，让患者知道身心健康之间的关系。告知患者用药的注意事项、有关药物不良反应的处理方法。坚持全面康复治疗，可使身体功能得到最大程度康复。嘱咐患者多与社会接触交往，保持乐观情绪，增强战胜疾病的意志和信心。

（2）**家属**　告知家属患者出院后仍需要继续治疗，应坚持服药，不要随意增减药量或突然停药，并定期到医院复诊。为患者安排规律的生活，合理饮食，保证睡眠。如遗留智力减退、行为障碍、人格改变或痴呆等后遗症状，则应加强教育，并给予适当的体育锻炼及功能训练等康复措施，协助患者克服各种困难，使其最大限度地恢复社会功能，重建社交能力。观察患者用药后反应，妥善保管好药物，防止患者过量服药。发现患者有躯体不适或病情波动应及早就医。

第三节　躯体疾病所致精神障碍

躯体疾病所致精神障碍是指由脑以外的躯体疾病引起的精神障碍。如躯体感染、内脏器官疾患、内分泌障碍、营养代谢疾病、结缔组织疾病、中毒等。这种精神障碍是躯体疾病临床表现中的一部分，因此，又称为症状性精神障碍。主要临床表现为脑衰弱综合征、意识障碍、遗忘综合征、人格改变、精神病性症状、认知障碍、情感障碍、行为障碍等。

不同躯体疾病所致精神症状一般有以下共同特点：

1. 精神症状多与躯体疾病的严重度平行，即躯体疾病严重时精神症状也明显，待躯体疾病好转后精神症状亦减轻。

2. 精神症状一般多发于躯体疾病高峰期，亦有以精神症状为首发者，如系统性红斑狼疮，精神症状的出现可先于其他系统症状。

3. 精神症状多具有昼轻夜重的波动性及随着躯体症状的轻重而多变。

4. 病程和预后主要取决于原发躯体疾病的状况及处理是否得当。一般精神障碍持续的时间较短，预后较好，但如患者曾经长期陷入昏迷，可遗留人格改变或智能减退。

5. 躯体疾病所致精神障碍的患者除表现明显的精神症状外，多伴有躯体和（或）神经系统的阳性体征及实验室的阳性表现。

6. 精神障碍缺少特有症状，各种躯体疾病所致的精神障碍无特异的症状，不同的躯体疾病可导致相似的精神症状，而同一种躯体疾病亦可出现不同的精神综合征。

一、常见躯体疾病所致精神障碍

（一）躯体感染所致的精神障碍

躯体感染所致的精神障碍系指由细菌、病毒、螺旋体、真菌、原虫或其他微生物、寄生虫等所致脑外全身性感染，如流感、肺炎、疟疾、出血热、艾滋病等疾病时所引起的精神障碍。

多数躯体感染患者出现的精神症状较轻且短暂，如注意力不集中、轻度意识障碍、焦虑、抑郁、易激惹、失眠或嗜睡和精神易疲劳等。少数患者可出现严重的精神障碍。在急性感染过程中，常表现为意识障碍和谵妄等综合征；而在慢性感染中，主要表现为遗忘综合征或痴呆综合征。

躯体感染所致精神障碍常具有共同的特点：起病较急，病程发展常起伏不定，例如患者早上感到疲乏，下午则可出现焦虑、易激惹，而晚上却发生意识模糊。此外，精神症状通常是与感染有密切的相关性，感染性疾病好转后，精神症状亦会随之好转。

下面简单介绍常见的躯体感染所致的精神障碍。

1. 肺炎所致的精神障碍　表现为高热谵妄，也可出现欣快、近记忆障碍、定向障碍和虚构，部分可有短暂而片断的幻觉和被害妄想。

2. 败血症所致的精神障碍　时常见嗜睡、朦胧、谵妄，少数患者可有幻觉、错觉。

3. 破伤风所致的精神障碍　破伤风毒素引起精神症状，表现为嗜睡、抑郁、迟钝、寡言少语、缺乏主动性，常见肌张力增高和抽搐发作等。

4. 伤寒所致的精神障碍　伤寒的精神症状临床表现可有很大差异。初期可出现头痛、睡眠障碍、疲乏感、表情呆板、迟钝，并可出现初期谵妄，部分患者在意识障碍恢复后可出现短暂的幻听、持久的遗忘，有的出现躁狂表现。

5. 流行性感冒所致的精神障碍　症状包括嗜睡、朦胧状态或谵妄、幻觉、抑郁或神经衰弱等。

6. 狂犬病所致的精神障碍　兴奋前期为烦躁、不安等；发热时为焦虑、声光过敏、恐水、谵妄、幻觉等；在兴奋期有喊叫、哭泣、兴奋、躁动等表现；在后期可出现人格改变和痴呆。

7. 艾滋病所致的精神障碍　初期可有焦虑、抑郁等，疾病加重后表现为痴呆状态、表情淡漠、主动性差、社会退缩，部分患者可出现癫痫发作、缄默或昏迷。

治疗方案：控制感染，给予营养支持治疗，对症治疗，使用小剂量精神药物控制精神症状。

（二）常见的内脏器官疾病所致的精神障碍

1. 肺性脑病　指肺源性心脏病所致的精神障碍。患者有意识障碍，可表现为嗜睡状态、朦胧或昏睡状态，逐渐加重为谵妄状态甚至昏迷。也有部分患者表现为躁狂或抑郁状态，或者表现为幻觉和妄想。

2. 肝性脑病　指严重肝脏疾病所致的精神障碍。初期以行为异常和情绪改变为主，可有欣快或情感淡漠两种主症。精神症状包括迟钝、少动、寡言或躁动、兴奋，严重时为嗜睡、谵妄、昏睡甚至昏迷。部分患者表现为幻觉妄想或木僵，少数患者可出现人格改变或智能障碍。

3. 心源性脑病　由冠状动脉硬化、风湿性和先天性心脏病、心内膜炎等严重心脏疾病所致精神障碍。有神经衰弱综合征、谵妄、抑郁状态及幻觉妄想状态等。

4. 肾性脑病　指严重肾脏疾病所致的精神障碍。精神症状主要有意识障碍，可表现为嗜睡、谵妄甚至昏迷，也可表现为抑郁状态、躁狂状态、幻觉妄想状态或痴呆状态。

治疗方案：治疗原发病，对症处理，必要时透析治疗，维持水电解质平衡，使用剂量小、肾毒性小的精神药物控制精神症状。

（三）常见的内分泌疾病所致的精神障碍

1. 甲状腺功能亢进所致精神障碍　患者出现性格改变，具体表现为急躁、易怒、冲动、攻击，焦虑、抑郁或喜悦愉快，也有表现为紧张和敏感多疑，少数老年患者有反应迟钝、话少、活动少，部分患者在性格改变的基础上出现躁狂或抑郁状态，某些患者可为幻觉妄想状态或思维松散。甲状腺危象者可出现谵妄状态。

2. 甲状腺功能减退所致精神障碍　常为智能低下、抑郁状态、幻觉妄想状态、躁狂状态或昏迷状态。

3. 肾上腺皮质功能亢进所致精神障碍　精神症状主要为抑郁，部分可表现为情绪不稳、偏执状态和类神经衰弱综合征。

4. 月经前综合征　主要表现为月经前一周心烦、过敏、易激惹或沉默寡言，严重者表现为焦虑、抑郁、恶心、腹痛、浮肿和乳房胀痛等躯体症状。

5. 糖尿病所致精神障碍　早期表现为心烦、疲乏、无力、失眠，可加重为抑郁、焦虑，部分可有幻觉，严重时可为嗜睡或昏迷状态。

二、躯体疾病所致精神障碍患者的护理

（一）护理评估

1. 躯体感染所致精神障碍患者，重点收集患者体温变化情况；检查患者有无因不能正常进食和饮水而致体力消耗、营养缺乏和脱水、衰竭、能量供应不足之体征；查阅病历记录及检验报告有无酸碱失衡、电解质紊乱之影响脑功能活动的因素。

2. 内脏器官疾病所致精神障碍患者，重点收集重要内脏器官如心、肺、肝、肾等病变影响机体循环、代谢障碍、水与电解质紊乱和酸碱不平衡的生理功能情况。检查患者脉率、心率、血压；呼吸道是否通畅、有无缺氧；有无肝大、腹水、黄疸；有无少尿、无尿、水肿现象等体征和检验报告结果。这些主、客观资料异常者，可因脑供血、供氧不足或代谢产物蓄积等因素导致精神障碍。

3. 甲状腺机能异常等内分泌疾病、糖尿病等代谢疾病、营养不良或维生素缺乏疾病、水及电解质紊乱、系统性红斑狼疮所致精神障碍患者，根据其原发疾病不同，针对性地收集患者有关主、客观资料。着重评估疾病损害影响或累及中枢神经系统功能而发生精神障碍的相关体征、病理生理改变等。主要通过观察、体格检查、患者主诉、家属提供病史、翻阅病历和检验报告等方式来获取资料。

4. 评估躯体疾病所致精神障碍患者的意识水平、精神症状、脑衰弱综合征、人格改变、情感障碍、记忆和智能情况。

（二）护理诊断

1. **急性意识障碍**　与各种原因所致脑损害、体温过高有关。

2. **焦虑、恐惧**　与调适机制发生困难有关。

3. **营养失调**　与机体摄取营养能力障碍有关。

4. **睡眠形态紊乱**　与疼痛、环境不佳有关。

5. **有暴力行为的危险**　与情感障碍、幻觉、妄想有关。

6. **有受伤的危险**　与意识障碍、癫痫发作、感觉减退、反应迟钝有关。

7. **生活自理缺陷**　与认知功能障碍、意识障碍、感觉迟钝有关。

（三）护理措施

1. 基础护理

（1）**环境**　置患者于重症监护室，设专人护理；有意识障碍应加设床档或约束，防止患者坠床和跌倒；温、湿度适宜，光线宜柔和，避免强光和噪声。

（2）**饮食护理**　结合原发病，提供易消化、营养丰富的饮食；注意水分的摄入；对吞咽困难、呛咳、不能进食者，给予鼻饲或静脉补充；创造清洁、舒适的进餐环境，提供充足的进餐时间，督促患者细嚼慢咽预防噎食；在不影响治疗和病情许可的前提下，提供患者喜爱吃的食物，以促进食欲。

（3）**加强对基础疾病的观察和护理**　根据需要观察患者的体温、脉搏、呼吸、血压、意识状况、缺氧程度、尿量等；避免和预防诱发因素，保持呼吸道通畅。

（4）**睡眠护理**　评估导致患者睡眠障碍的具体原因、程度及目前的睡眠状态，尽量减少和去除影响患者睡眠的诱发因素；为患者创造良好的睡眠环境；建立规律的生活，为患者安排恰当的活动；避免睡前兴奋，不喝浓茶、咖啡等饮料；密切观察患者睡眠情况和失眠表现。

（5）**其他方面的护理**　排泄护理；个人卫生护理。

2. 心理护理　建立治疗性人际关系，主动发现患者的身心需要，并及时采取措施，尽可能地满足患者；兴奋躁动的患者，要耐心的态度，温和的语言，帮助其控制情绪，鼓励其用正确的方式表达自己的思想和需要；帮助患者认识自身性格方面的问题和缺陷，增强战胜疾病的信心。

3. 健康教育　帮助患者认识与发病有关的心理社会因素，根据自身实际情况及疾病恢复情况，共同制订可操作性的措施。教会患者与疾病有关的自我护理，鼓励其增加自我护理的独立性，避免过分依赖他人。指导家属学习和掌握疾病的有关知识，使之能识别早期症状，掌握复发先兆，监护患者按时按量服药，了解用药后的一般不良反应及处理方法。

【思考题】

1. 阿尔茨海默病的早期突出症状主要为（　　　）
   A. 性格改变　　　　　　B. 记忆障碍　　　　　　C. 情绪急躁易怒
   D. 幻觉　　　　　　　　E. 妄想
2. 试述器质性精神障碍的基本概念。
3. 试述常见器质性综合征的主要特征。
4. 试述痴呆常见的临床表现。

第六章　精神活性物质所致精神障碍的护理

学习目标

1. 了解精神活性物质的种类。
2. 熟悉精神活性物质、依赖、耐受性及戒断状态的概念。
3. 掌握精神活性物质所致精神障碍的临床表现。
4. 掌握精神活性物质所致精神障碍的护理。

第一节　概　　述

一、基本概念

（一）精神活性物质

精神活性物质又名成瘾物质，是指来自体外的可显著影响精神活动，并可致成瘾的化学物质。包括酒类、阿片类、大麻类、兴奋剂、致幻剂、镇静催眠剂、烟草等。

（二）依赖

依赖是一种强烈地渴求，并且反复使用，以获得快感或避免不快感为特点的一种精神和躯体性病理状态。依赖可分为精神依赖和躯体依赖两种。精神依赖又称心理依赖，是指使用者对精神活性物质强烈的渴求，以期获得使用后的特殊快感，驱使其为寻求这种感觉而反复使用此药物，表现出所谓的渴求状态。躯体依赖也称生理依赖，指反复使用精神活性物质，使中枢神经系统发生了某些生理、生化改变以致需要药物持续地存在于体内，否则机体难以正常工作，表现出耐受性增加和戒断的症状。

（三）滥用

滥用是指自行或不恰当地使用医学上不必要的精神活性物质，并对使用者和社会都造成了一定损害，ICD－10 称为有害使用。滥用者进入有害的强制使用方式，常可形成依赖。

（四）耐受性

耐受性是一种状态，指使用者长期持续地使用某种物质，若欲达到预期效应，必须明显增加使用剂量，若仅使用原来的剂量则效果明显降低。

（五）戒断状态

戒断状态是指因停用精神活性物质、减少使用剂量或使用拮抗剂所出现的特殊的心理生理症状群，是躯体性依赖的特征。症状和病程与所使用的精神活性物质的种类和剂量有关，一般表现为与所使用物质的药理作用相反的症状。

二、精神活性物质的分类

根据精神活性物质的药理特性，现分为以下几类：

1. **中枢神经系统抑制剂**　如酒精、巴比妥类和苯二氮䓬类等。
2. **阿片类**　如阿片、吗啡、海洛因、哌替啶、美沙酮等。
3. **中枢神经系统兴奋剂**　如苯丙胺、咖啡因、可卡因等。
4. **大麻**　大麻是一种古老的致瘾剂，仅次于鸦片。医疗上可用于减轻抗癌化疗中产生的恶心、呕吐等症状。吸食后使人欣快，可出现错觉和感知综合障碍，兴奋后出现不安、抑郁、共济失调，继而进入睡眠。
5. **致幻剂**　如麦角二乙酰胺（LSD）、仙人掌毒素等，临床上用 LSD 治疗慢性酒精中毒和减轻疼痛。
6. **挥发性溶剂**　如丙酮、甲苯、苯环己哌啶（PCP）类。
7. **烟草**　如香烟、雪茄等。

第二节　常见精神活性物质所致精神障碍

一、酒精依赖和酒精中毒性精神障碍

（一）酒精依赖

酒精依赖俗称"酒瘾"，由于长期反复饮酒所导致的对酒精渴求的一种特殊心理状态。患者这种渴求所致的行为已极大地优先于其他重要活动。一般饮酒 10 年以上可形成依赖，而青少年和女性，6～7 年甚至更短时间内便可形成依赖。酒精依赖患者对饮酒有强烈的渴求且无法自控，饮酒模式固定。经常欺骗或殴打家人，变得自私、没有责任感。离婚、失业、交通肇事、犯罪及自杀的比例在酒精依赖者中都较高。

出现戒断症状是酒精依赖的标志。当患者突然停止饮酒或减少饮酒量数小时后，会出现一系列的精神和躯体症状，如抑郁、焦虑、恶心、呕吐、食欲不振、心悸、出汗、失眠、以及手、足和四肢震颤、共济失调等。若饮酒及时会缓解戒断症状。患者会反复出现戒酒后重新饮酒，并短时间内再现原来的依赖状态。

（二）酒精中毒性精神障碍

1. 酒精中毒性幻觉症　在意识清晰时可出现幻觉，幻听最多见，且夜间加重，内容多为斥责、辱骂、诽谤和威胁，有"包围性幻听"之称，严重者可产生攻击或自杀行为。

2. 酒精中毒性妄想症　患者在意识清晰时出现嫉妒妄想和被害妄想，内容荒谬，受其支配可出现攻击及自杀等行为。

3. 柯萨可夫综合征　主要表现为严重的近记忆力障碍、错构、虚构、遗忘和定向力障碍。遗忘以顺行性遗忘多见，患者不能学习新的言语及非言语信息。但患者的情绪显得活跃和欣快，且对自己的缺陷并不苦恼。

4. 酒精中毒性痴呆　慢性酒中毒反复出现震颤谵妄和痉挛发作，发生急性或慢性进行性人格改变、智力低下和记忆缺损等痴呆状态。

5. Wernicke 脑病　是最严重的酒精中毒性精神障碍。与维生素 B_1 缺乏有关，表现为眼球震颤和眼球不能外展，意识障碍伴定向、记忆障碍和震颤谵妄等。

（三）诊断

有酒精进入人体的证据，可推断出现的躯体或心理症状，如中毒、依赖综合征、戒断综合征和精神病性症状等是由酒精所致，并且排除精神活性物质诱发的其他精神障碍。

（四）治疗

对症处理，如在洗胃和补液的基础上，可选用抗精神病药物如氟哌啶醇，从小剂量开始，至症状控制减量，或者苯二氮䓬类药物如安定、氯硝西泮。也可采用厌恶法如依米丁、阿扑吗啡等与酒合用催吐来戒酒。增加营养物质摄入等支持治疗。行为疗法和认知心理治疗等心理治疗。

二、阿片类及其他精神活性物质伴发的精神障碍

（一）阿片类物质所致精神障碍

阿片类物质是指天然或者合成的、对机体产生类似吗啡效应的一类药物，包括阿片，阿片中提取的生物碱吗啡，吗啡衍生物海洛因，人工合成的化合物如哌替啶、喷他佐辛、美沙酮等。

阿片类药物具有特殊的改变心境、产生强烈欣快感的作用；镇痛和镇静；止泻、扩张皮肤血管和改变内分泌；能抑制呼吸、咳嗽中枢及胃肠蠕动；具有兴奋呕吐中枢和缩瞳等作用。此类常是主要的吸毒药品。患者在吸食药物 1 个月后产生情绪低落、易激惹、生活无规律、体重降低和性欲减退等症状，服药后情绪高涨、思维活跃和兴奋性增

加。阿片类药物产生依赖的特征是吸食量不断增加，减量或断药出现戒断综合征的表现。吸食过量后，可导致呼吸减慢、皮肤冰冷、血压下降和意识不清等。严重者可产生典型的昏迷、呼吸抑制和针尖样瞳孔"三联征"等中毒反应。

1. 诊断 有阿片类物质进入人体的证据，并能推断出现的躯体或心理症状，如中毒、依赖综合征、戒断综合征、情感障碍和精神病性症状是由该物质所致。

2. 治疗 过量中毒时可缓慢静脉推注拮抗剂纳洛酮 0.4mg；为控制戒断症状，需脱瘾治疗，可采用美沙酮替代递减法、可乐定脱瘾法及小剂量抗精神病药注射治疗法等；纳屈酮预防复发以及康复治疗。

（二）镇静催眠类药物所致精神障碍

镇静催眠类药物包括巴比妥类药物和非巴比妥类药物。巴比妥类药物包括：长效类药物如巴比妥、苯巴比妥；中效类药物如异戊巴比妥、戊巴比妥；短效类药物如司可巴比妥等。可镇静催眠，随剂量增加可产生镇静、催眠、抗惊厥、麻醉，直至呼吸、循环抑制，甚至中毒致死。长期用药易引起依赖，突然停药易引起反跳，中、短效作用的巴比妥类药物最易成瘾，并能快速产生耐受性，非巴比妥类药物如水合氯醛、甲丙氨酯等也容易导致成瘾。长期大量服用主要引起人格改变和智能障碍，表现为丧失进取心和责任感、性格孤僻、意志消沉、偷药骗药，创造力和主动性下降，计算力和理解力受损，另外还可有消瘦、乏力、多汗、食欲低下及性功能减退等躯体表现。如一次大量服用巴比妥类药物，则可导致中毒，患者产生意识障碍，伴有震颤、语言不清、步态不稳等神经系统体征，严重者可致死。

巴比妥类药物中毒处理主要是洗胃和增加排泄，安定类药物中毒可用氟马西尼治疗，效果显著，戒药治疗时采用逐渐减量法，另外加强心理护理和社会家庭支持治疗。

（三）中枢神经系统兴奋剂

中枢神经系统兴奋剂又称精神兴奋剂，包括咖啡或茶中所含的咖啡因，主要引起社会关注的是可卡因和苯丙胺类药物，后者在医疗上可用于减肥、治疗儿童多动症和阵发性睡眠病。包括苯丙胺、冰毒及摇头丸等非法类兴奋剂和麻黄碱、匹莫林、哌甲酯、芬氟拉明等合法类兴奋剂。

苯丙胺类兴奋剂（ATS）除有强烈的中枢神经兴奋作用和致欣快作用外，还包括觉醒度增加、支气管扩张、心率加快、排血量增加和口干、食欲降低等。急性中毒的临床表现有中枢神经系统和交感神经的兴奋症状。轻度中毒时出现瞳孔扩大、脉搏加快、血压升高、出汗、口渴、呼吸困难、反射亢进、头痛、兴奋躁动等症状；中度中毒表现为精神错乱、谵妄、幻视、幻听和被害妄想等精神症状；重度中毒时出现心律失常、循环衰竭、出血或凝血、胸痛、高热、昏迷甚至死亡。长期使用 ATS 患者可出现分裂样精神障碍、躁狂抑郁状态、人格和现实解体症状、焦虑状态和认知功能损害，还可有明显的暴力、伤害和杀人等犯罪倾向。

ATS 服用后产生的急性精神障碍症状一般在停药后 2～3 天内消失，严重者可选用氟哌啶醇，急性中毒病人高热时可用物理降温或者静脉缓慢注射硫喷妥钠，另外补液、利尿和维持水电解质平衡。

（四）抗焦虑药物所致精神障碍

常见抗焦虑药物是苯二氮䓬类药物，使用不当会形成依赖，导致患者躯体状况恶化，出现消瘦、面色苍白、倦怠无力、皮肤无光泽、性功能下降，一般智能改变不明显。随着服药量的增大，其人格也会逐渐改变，轻者表现为易激惹及意志薄弱，重者撒谎、欺骗、偷窃及缺乏责任感等。可见肌张力低下、腱反射降低或消失及步态不稳等神经系统症状。如一次大量服用，可导致急性中毒，主要表现为意识障碍，严重者可致死。

第三节 精神活性物质所致精神障碍患者的护理

一、护理评估

（一）评估主观资料

1. **一般情况** 评估患者有无意识障碍及程度；日常生活情况；与周围环境接触能力，对周围事物的关心程度；合作情况等。

2. **认知活动** 评估患者有无知觉改变，如幻听、幻视；有无人格改变；有无智能和记忆力的损害，如遗忘、错构、虚构；有无思维内容障碍和思维过程方面的改变，如妄想；有无注意力和定向力障碍；有无决策能力的改变；患者对自己精神症状有无自知力等。

3. **情感活动** 评估患者急性酒精中毒时有无兴奋、吵闹、易激惹和情绪不稳；观察戒断时有无焦虑、抑郁、紧张、恐惧不安等恶劣情绪；停止用药期间是否对以往行为感到自责、悲伤或羞愧；对周围环境的反应能力等。

4. **意志行为活动** 评估患者用药的动机，如好奇心、生活苦闷；在戒断过程中防卫机制的应用情况，有无抱怨、争执、兴奋躁动，甚至继续寻觅、伤人或自伤等行为；有无动作迟缓、不协调及步态不稳等行为抑制情况。

5. **社会功能** 特别评估患者人际交往与沟通能力，有无撒谎、偷窃、赌博等影响社会安定的行为；与家庭成员的关系是否和谐；对社会活动的参与度，有无逃避、不负责任或不讲道德的行为；有无自卑、不合群、冷酷、仇恨、缺乏爱心等。

（二）评估客观资料

1. **躯体状况** 评估患者的营养、生命体征、意识、睡眠、饮食、排泄及生活自理情况；有无性功能下降（阳痿、闭经）及神经系统受损；有无并发症等。

2. **社会心理状况** 评估患者的家庭环境、在家中的地位、经济状况、受教育情况及工作环境；能否正常工作及与同事家人相处能否融洽。

3. **既往健康状况** 评估患者的家族史、患病史，饮酒、吸烟以及毒品接触史和药物过敏史等。

4. **以往治疗情况** 评估患者既往用药及用药反应等。

5. **实验室及其他辅助检查** 评估常规化验与特殊检查结果。

二、护理诊断

1. **营养失调（低于机体需要量）** 与消化系统功能障碍、摄取营养物质减少有关。

2. **感知觉改变** 与酒精或药物过量中毒和戒断反应等有关。

3. **睡眠形态紊乱** 与情绪障碍导致入睡困难或戒断症状有关。

4. **思维过程改变** 与酒精或药物过量中毒、中枢神经系统受损及戒断反应有关。

5. **焦虑** 与调适机制发生困难、需要未获满足或戒断症状等有关。

6. **有暴力行为的危险** 与酒精或药物过量中毒、戒断综合征有关。

7. **个人应对无效** 与不适当的调适或社会支持系统缺乏等有关。

8. **自我概念紊乱** 与长期使用毒品导致低自尊及缺乏社会支持系统等有关。

9. **社交障碍** 与人格改变、行为退缩和社会功能受损等有关。

10. **自理能力缺陷** 与躯体并发症、戒断症状等有关。

三、护理目标

1. 改善患者的营养状况。

2. 帮助患者认识并接受自己的成瘾问题，帮助患者有效处理和控制成瘾情绪和行为，避免暴力行为的危险。

3. 患者能保持生命体征平稳，不发生并发症，睡眠改善。

4. 协助患者建立良好的行为模式和人际关系，能逐步主动行使社会职能和承担社会责任。

四、护理措施

（一）基础护理

1. **制订护理计划** 建立良好的护患关系，关心患者，与患者有效沟通。根据患者具体情况制订详细适宜的护理计划。

2. **对器质性疾病的观察与护理** 根据病情需要，观察患者体温、脉搏、呼吸、血压、出入量、意识状态、缺氧程度等；避免或消除诱发因素；保持呼吸道通畅，防止痰液、分泌物堵塞；及时发现患者中毒症状并采取措施。

3. **生活护理** 做好晨晚间护理；帮助患者做好个人日常卫生；保持床单清洁、整齐、干燥，防止褥疮；根据天气变化及时帮患者增减衣物、被服，防止受凉；预防患者继发感染。

4. 饮食护理　患者多有胃肠道症状，为其提供易消化、营养丰富的饮食，以流质、半流质为宜。丰富食物种类，并鼓励患者多饮水。为患者创造整洁、舒适的就餐环境，提供充足的进餐时间，嘱患者细嚼慢咽，防止噎食。必要时鼻饲或静脉补充营养物质，以保持营养代谢的需要。

5. 睡眠护理　患者常有顽固性失眠、睡眠质量差等问题，为避免诱发复吸和对镇静催眠药物的依赖，合理用药，以强弱间断用药为佳，充分发挥药效减少副反应。鼓励患者白天参加各种工娱活动，尽量减少卧床时间。创建良好的睡眠环境，避免着凉，睡前不宜太饿或太饱，不宜大量饮水；睡前避免剧烈运动、过度兴奋或其他刺激；听轻柔的音乐；睡前用温水洗澡或泡脚，观察并记录睡眠时间，及时调整，保证充足、有效的睡眠。

6. 大小便护理　观察并记录患者大小便情况。尿潴留时应及时予以导尿，注意预防泌尿系统感染；保持大便通畅，增加粗纤维饮食，必要时遵医嘱给予缓泻剂或者灌肠；有水肿、高血压的患者，适当限制水分摄入，并准确记录出入量；对长期卧床的患者，要定时提供便器，帮助患者适应床上排便。对有认知障碍的患者，定时送其到卫生间，训练其养成规律的排便习惯。

7. 皮肤护理　营养不良患者常有周围神经损害，戒毒患者对疼痛非常敏感，应注意操作轻柔，减少患者痛苦；对奇痒难忍的症状，除了给予药物缓解及其他对症处理外，护士应加强心理护理，对患者安慰、鼓励与正向暗示，增加患者治疗的信心。

8. 并发症护理　常见并发症有心血管疾病、肝功能异常等消化系统疾病、神经系统损害及传染性疾病。首先做好生活护理，另外对神经系统中存在不同程度的损害，如手指颤抖、步态不稳、共济失调的患者，应加强照顾，预防跌倒或发生其他意外；对有心血管系统疾病的患者，应密切监测血压和脉搏；对肝功能异常等消化系统疾病的患者，重视患者饮食，减少刺激性食物的摄入，保护肝脏等消化器官；对传染病患者应严格遵守无菌原则，预防交叉感染。

（二）安全护理

1. 评估可能受伤的因素　观察患者是否有暴力行为和自杀观念，及其出现的频率和强度，尽量减少或去除危险因素。

2. 加强安全护理　将患者安排在舒适、安全且易于观察的病室，并在工作人员视线下活动，定时巡视患者，必要时专人看护，减少不良刺激及环境对患者的潜在危险因素。

3. 严密观察　密切监测患者生命体征、意识状态、皮肤黏膜等情况；患者入院 3～5 天后，护士要密切关注患者的言行，分析、掌握其心理活动，预防逃跑，保证患者的安全；发现异常情况应立即报告医生，并做好抢救准备。

4. 采取适当措施，防止发生意外　接触患者时应注意方式方法，对烦躁不安、躁狂状态的患者，可安置在重症室，安排专人监护，防止摔伤及坠床，必要时可给予保护性约束；对抑郁状态的患者应将其置于易观察的地方，在护士的视线范围内，避免其单独活动；癫痫大发作时要预防舌咬伤、下颌脱臼以及骨折和摔伤；护士要严格检查患者随身物品，避免患者将酒、毒品、镇静催眠药物等带入病区，以保证安全和脱瘾治疗的效果。

（三）心理护理

1. 入院阶段　精神活性物质所致精神障碍的患者，会有各种心理反应，如恐惧、焦虑、易激惹、消极等。应根据患者情况，如年龄、文化、社会背景以及人格特点，制订心理护理方案，帮助患者尽快适应环境和住院生活。关心、尊重患者，耐心做好安慰和劝导，建立信任的治疗性人际关系，鼓励患者表达自己的想法和需要，提供发泄情感的机会，从而缓解患者的焦虑、恐惧和抑郁的程度。帮助患者树立治疗疾病的信心，调动其戒除成瘾物质的心理动力，有利于疾病的康复。

2. 治疗阶段　向患者讲解疾病的病因、临床表现、进展情况以及治疗和护理的方法，消除其顾虑和紧张。告知患者用药计划及其必要性，以及有关药物的不良反应。矫正觅酒或觅药等不良行为。向患者说明重视精神障碍的治疗和护理的重要性。指导患者进行有效的情绪调控，建立良好的护患关系，鼓励患者参加各种工娱治疗、看电视、看书、绘画、下棋、打球等，以转移对物质的渴求状态。鼓励患者参加"匿名戒酒会"等自助团体，请戒除成瘾成功的患者现身说法，进行集体心理治疗，说明使用成瘾物质的危害，鼓励患者树立信心，同时可利用肯定训练来协助增强患者的自尊，调动其主观能动性。

3. 康复阶段　评估患者知识缺乏的程度，了解患者的特长、兴趣，依据个人情况制订相应的康复计划。帮助患者运用更有效的应对方式来应付、适应个人健康情况，及尽快适应病后所需的生活方式。帮助患者重新认识自己，使其改变对自己消极的认识，以积极的态度来看待自己，增强自尊心。

五、护理评价

1. 患者营养状况有无改善。
2. 患者戒药、戒酒有无明显进步，情绪是否得到改善，暴力危险是否解除。
3. 患者生命体征是否平稳，有无并发症，睡眠是否改善。
4. 患者有无积极参加社会活动，建立良好的人际关系，逐步承担社会责任，行使社会职能。

六、健康指导

1. 患者　对患者进行疾病有关知识的宣教，说明成瘾物质滥用后的危害。使患者了解复吸的高危因素，回避可引起复吸的刺激，指导患者建立正常的生活方式和行为习惯，培养良好的兴趣爱好，以减少使用成瘾物质，帮助患者建立正确的价值观念和人际关系。鼓励患者在力所能及的范围内料理个人生活，并有计划地进行生活能力的培养和康复训练。

2. 家属 家庭成员提供的可靠支持对精神活性物质依赖者的恢复十分重要，由有经验的工作人员对家属进行家庭咨询，协助家属为患者提供重要的社会支持。避免接触发生物质滥用的环境，遇到问题及时纠正。让家属树立信心，帮助患者恢复健康。

【思考题】

1. 试述精神活性物质、依赖、耐受性及戒断状态的概念。
2. 简述常见精神活性物质的种类。
3. 简述酒精依赖的临床表现。
4. 尝试为精神活性物质所致精神障碍患者制订一份护理计划。

第七章 精神分裂症患者的护理

▊▊ 学习目标

1. 了解精神分裂症的概念、病因及发病机制。
2. 熟悉精神分裂症的诊断和治疗原则。
3. 掌握精神分裂症临床常见类型及表现、护理措施。

第一节 精神分裂症

精神分裂症是一组病因不明的精神病，多起病于青壮年，主要表现为感知、思维、情感、行为等方面的障碍和精神活动与环境的不协调。患者通常意识清晰、智能完好，部分患者可出现认知功能损害。

一、病因和发病机制

1. 遗传因素 国内外大量调查显示精神分裂症与遗传有关。与患者血缘关系越近，患病的风险度越大，单卵双生子的同病率约为双卵双生子的 3 倍，为普通人群的 35~60 倍；寄养子研究亦提示遗传因素在本病的发生中起主导作用。精神分裂症是一个遗传学模式复杂、具有多种表现型的疾病，确切的遗传模式至今尚无一致性结果。

2. 神经发育 精神分裂症的发生可能与神经发育异常有关。精神分裂症的神经发育假说认为：由于遗传因素（易患性）和某些神经发育危险因素（妊娠期与出生时的并发症、怀孕期间暴露于流感病毒、母爱剥夺、Rh 因子不相容、冬季出生等）的相互作用，在胚胎期大脑发育过程就出现了某种神经病理改变，主要是新皮质形成期神经细胞从大脑深部向皮层迁移过程中出现了紊乱，导致心理整合功能异常。其即刻效应并不显著，但随着进入青春期或成年早期，在外界环境因素的不良刺激下，导致了精神分裂症症状的出现。

3. 神经生化 精神分裂症神经生化基础方面的研究主要有多巴胺假说、5 – 羟色胺（5 – HT）假说、谷氨酸假说等，不过，以上所述神经递质的变化是因、是果，是相关因素还是伴随状态，至今尚无定论。

4. 心理社会因素 尽管不少研究表明精神分裂症的发生与心理社会因素有关，但至今为止，尚未发现任何能决定是否发生精神分裂症的心理社会因素。某些应激事件确实导致健康人精神失常，但这种异常更多的是应激所致精神障碍。目前的观点认为，心理、社会因素可以诱发精神分裂症，但最终的病程演变常不受先前的心理因素所左右。

二、临床表现

在前述精神障碍的常见症状章节中所描述的各种精神症状均可见于不同的精神分裂症患者，只是不同个体、不同疾病类型，处于疾病的不同阶段，其临床表现可有很大差异，但精神分裂症患者都具有感知、思维、情感、意志及行为的不协调和脱离现实环境的特点。

（一）前驱期症状

前驱期症状是指在明显的精神症状出现前，患者出现的一些非特异性的症状。这些不具有特异性的症状，在青少年患者中比较常见。最常见的前驱期症状概括为以下几个方面：

1. 个性改变　可表现为对亲属、同事或同学的态度从热情变得冷淡，生活从勤快变得懒散，从过去的循规蹈矩变得不严格遵守劳动纪律，性格变得反常、孤僻、无故发脾气、执拗、难于接近。

2. 类神经症症状　患者可表现为不明原因的焦虑、抑郁、失眠、头痛、易疲劳、注意力不集中、工作缺乏热情以及学习和工作能力下降等症状。

3. 言行古怪　有的患者可出现不可理解的言行或做出一些出乎周围人意料的决定。如患者有一份令人羡慕的工作，但是在没有任何原因，也没有和任何人商量的情况下，突然决定辞职，当亲属问其原因时，患者回答说是很累，想休息休息，可是当他再次找到工作后，没多长时间又没有原因地辞职了。有的患者可表现为对自身某个部位的不合理地关注。如一患者感到自己的嘴有点歪而苦恼，不愿去上班，在家反复照镜子，虽然家人及朋友均认为患者长得很对称，但患者仍多次到医院要求做手术矫正，虽然医生解释说他面部正常，不需要手术，但患者仍然为自己的嘴而苦恼。

4. 多疑、敌对及困惑感　有的患者可以出现对周围环境的恐惧、害怕，虽然从理智上自己也觉得没有什么不妥，但就是感到对于周围环境的恐惧和对某些人的不放心。患者往往相信日常生活中具有专门针对自己的、特殊意义的处境。有些患者在日常生活中表现多疑、对家人及朋友有敌对情绪，并与他们疏远。

但是，由于此时患者的其他方面基本保持正常，而且常常能对这些症状作较为合理的解释，故前驱期常不被外人重视，易错过最佳的治疗时期而影响预后。

（二）显性期症状

1. 感知觉障碍　一般来说，精神分裂症多表现为在意识清晰状态下出现幻觉，其中以幻听最常见。幻听主要是言语性的，有评论性幻听、争论性幻听或命令性幻听，如听到有人喊自己的名字，或听到某人或某些人的议论，或听到来自神灵或外星人的讲话；也可以是非言语性的，如听到虫鸣鸟叫，车船、机器的隆隆声等；也可以幻听还可以以思维鸣响的方式表现出来，即患者所进行的思考，都被自己的声音读了出来。

幻视也较常见，而幻嗅、幻味和幻触则不常见。这类幻觉出现后，首先考虑是否由于躯体疾病、中毒或脑器质性疾病所致。有的患者可能出现内脏幻觉如血管冲动感、骨髓切割感等。部分患者可出现感知综合障碍和人格解体症状，表现为感到自己的精神活动不属于自己，或变形或移位等。

精神分裂症的幻觉体验不管是具体生动还是朦胧模糊，多会给患者的思维、行动带来不同程度的影响。在幻觉的支配下，患者可能做出违背本性或不合常理的举动。

2. 思维障碍 思维障碍是精神分裂症的核心症状，表现为思维内容、思维形式和思维过程方面的异常。

(1) 思维内容障碍 思维内容障碍最主要的表现是妄想，且其荒谬性常常显而易见。一般来讲，在意识清晰的基础上出现的妄想常提示精神分裂症的诊断。临床上以被害、关系、夸大、钟情、嫉妒、非血统、宗教或躯体等妄想多见，一个患者可表现一种或几种妄想，其内容可与患者的经历、教育程度和文化背景有一定的关系，如一位老护士认为自己在上次住院时被人注射了艾滋病病毒。

(2) 被动体验 部分精神分裂症患者表现为感到自己的躯体运动、思维活动、情感活动等受到外界的控制，有一种被强加的体验，即被动体验。被动体验常常与被害妄想联系起来，如"受到某种射线影响""被骗服了毒药"等。

(3) 思维形式与思维过程障碍 精神分裂症患者主要表现为思维散漫、思维破裂、思维贫乏、思维云集、词语新作、词语刻板、病理性象征性思维等。

3. 情感障碍 情感迟钝淡漠、情感反应与思维内容及外界刺激不相符是精神分裂症的重要特征。情感淡漠，如对亲戚朋友的关心体贴缺乏相应的情感反应；情绪反应过度或不当，如为一点小事就暴怒、高兴或焦虑；情感倒错，如高兴的事情出现悲伤体验，悲伤的事情出现愉快的体验。

4. 意志行为障碍 多数患者的活动减少，缺乏主动性，行为变得孤僻、被动、退缩，即意志活动减退。患者对社交、工作和学习的要求减低，主动性差、生活懒散、忽视自己的仪表和个人卫生，无故旷课旷工等。少数患者（如有偏执观念的患者）可表现为意志活动增强，常千方百计地为自己收集某些证据。少部分患者表现为意向倒错，吃一些不能吃的东西，如草木、昆虫，或伤害自己的身体。

5. 定向、记忆、智能与自知力 目前的研究表明，患者在注意、记忆、智能、概念的形成与抽象等方面均有或轻或重的损害，不过这种损害主要与疾病过程本身有关而不是疾病的遗传素质标志。患者自知力缺乏，对自身疾病的性质和严重程度缺乏自知。自知力缺乏是影响治疗依从性的重要原因。自知力评估有利于治疗策略的制订。

三、临床分型与诊断

(一) 临床分型

精神分裂症早期症状不典型，当疾病发展到一定阶段，根据患者主要临床表现可分成若干类型，临床分型对药物选择、预后评估及病因学研究有一定的指导意义。

1. **偏执型**　是临床上最常见的类型，发病年龄多在 30～35 岁，起病呈亚急性或慢性，其临床表现主要为妄想，往往伴有幻觉，尤其是幻听。妄想内容以被害、关系妄想最多见，其次是出身名门、嫉妒妄想、影响妄想等；幻听以言语性幻听最常见，内容多为威胁或命令患者，非言语性幻听如笑声、哨声、嗡嗡声也可以出现。患者在幻觉妄想影响下，可有发怒、恐惧不安，或报复、伤人，或闭门不出等情感和行为。偏执型患者自发缓解较少见，如经适当的治疗缓解较好。

2. **青春型**　本型多在青年期起病，起病常为急性或亚急性，以情感、思维和行为的不协调或解体为临床主要表现。患者表现为思维破裂，言语零乱，内容荒谬，情感不协调，喜怒无常，表情做作，傻笑，行为愚蠢幼稚奇特。常有意向倒错（吃脏东西、大小便和痰）；本能活动亢进（性欲、食欲），在公开场所作猥亵行为；亦可出现生动幻觉。此型易早期发现，早期如能得到治疗，可获得较好的预后。

3. **单纯型**　本型较少见，多为青少年起病，起病潜隐缓慢。主要特征是日益加重的孤僻、被动退缩，生活懒散，对工作学习兴趣逐渐丧失，缺乏进取心；情感日益淡漠，冷淡亲友，对情绪刺激缺乏相应的反应。此型患者早期常不易被觉察，被认为是"不求上进""性格不够开朗"，或"受到打击后意志消沉"等，往往在病情较严重时才被发现就诊，治疗效果较差。

4. **紧张型**　本型患者目前少见，多起病于青中年，起病较急，病程多呈发作性。主要临床表现为紧张性兴奋和紧张性木僵，两者交替出现，或单独发生，临床上以紧张性木僵为多。紧张性木僵表现为精神运动抑制，轻者少语少动，重者终日卧床，不动不食，大小便潴留，对周围环境刺激缺乏反应，蜡样屈曲等"木僵状态"。紧张性兴奋以突然发生的精神运动性兴奋为特点，患者无目的的行为增多伴有冲动行为、伤人毁物，动作古怪、刻板，言语零乱散漫、内容荒谬离奇、可有模仿言语，历时较短暂。此型治疗效果较其他类型好。

5. **其他类型**

（1）**未分化型**　是指患者符合精神分裂症的诊断标准，但又不符合偏执型、青春型、单纯型和紧张型的诊断标准的一组患者。

（2）**残留型**　是指患者临床表现过去符合精神分裂症诊断标准，至少两年内一直未缓解。目前虽病情有好转，但仍残留个别阳性症状或个别阴性症状。

（3）**精神分裂症后抑郁**　是指患者在精神分裂症病情好转而未痊愈时出现抑郁症状，且情绪抑郁持续两周以上，此时可残留有精神症状，一般以阴性症状多见。抑郁既可以是疾病本身的组成部分，也可以是患者在症状控制后出现的心理反应，也可能是抗精神病药物治疗所引起。因存在自杀的危险性，应予以重视。

（二）诊断

依据《中国精神障碍分类方案与诊断标准（第三版）》（CCMD-3）中的精神分裂症诊断标准。

1. 症状标准　至少有下列 2 项，并非继发于意识障碍、智能障碍、情感高涨或低落，单纯型分裂症另有规定。

（1）反复出现的言语性幻听。

（2）明显的思维松弛、思维破裂、言语不连贯，或思维贫乏或思维内容贫乏。

（3）思想被插入、被撤走、被播散、思维中断，或强制性思维。

（4）被动、被控制，或被洞悉体验。

（5）原发性妄想（包括妄想知觉、妄想心境）或其他荒谬的妄想。

（6）思维逻辑倒错、病理性象征性思维，或语词新作。

（7）情感倒错，或明显的情感淡漠。

（8）紧张综合征、怪异行为，或愚蠢行为。

（9）明显的意志减退或缺乏。

2. 严重标准　自知力障碍，并有社会功能严重受损或无法进行有效交谈。

3. 病程标准

（1）符合症状标准和严重标准至少已持续 1 个月，单纯型另有规定。

（2）若同时符合分裂症和情感性精神障碍的症状标准，当情感症状减轻到不能满足情感性精神障碍症状标准时，分裂症状需继续满足分裂症的症状标准至少 2 周以上，方可诊断为分裂症。

4. 排除标准　排除器质性精神障碍，及精神活性物质和非成瘾物质所致精神障碍。尚未缓解的分裂症病人，若又罹患本项中前述两类疾病，应并列诊断。

四、治疗原则

无论是首次发作或复发的精神分裂症患者，抗精神病药物治疗应作为首选治疗措施，同时进行支持性心理和社会康复治疗，根据病情需要可单用或合用电休克治疗。

1. 抗精神病药物治疗　典型的抗精神病药物代表有氯丙嗪、氟哌啶醇等。现国内外治疗指南建议，一般推荐非典型抗精神病药物，代表有氯氮平、奥氮平、利培酮、喹硫平等。精神分裂症药物治疗应系统而规范，强调早期、足量、足疗程，治疗程序包括急性治疗期（至少 6 周）、巩固治疗期（3~6 个月）和维持治疗期（1 年以上）。如患者为首次发作，且在 1 年的维持治疗期间无阳性症状及复发迹象，可试行停药观察；对目前症状虽控制良好 1 年，但既往有 1 次或多次发作的患者，应长期维持治疗，除非有不可耐受的副作用和禁忌证出现。

2. 心理与社会康复治疗　在精神药物干预的同时，应重视患者的生活环境，及时解决家庭社会生活中的应激并给予支持性的心理治疗十分重要。

（1）**家庭干预**　家庭干预的要素是心理教育、行为问题的解决、家庭支持及危机处理等措施的有机结合。

（2）**社会技能训练**　运用各种方式训练患者的各种技能，如用药的自我管理、症状处置、休闲娱乐活动、基本会话、整洁与自理生活。多数研究认为本法对减少精神病理症状和再住院无明显疗效，但能使患者获得某些有目的的技能，能改进个体的社会适应能力。

3. 电抽搐治疗 对部分药物治疗效果不佳和/或有木僵违拗、频繁自杀、攻击冲动的患者，急性治疗期可以单用或合用电抽搐治疗，每周 2~3 次，8~10 次为 1 个疗程。电抽搐治疗后仍需药物治疗维持。

第二节 精神分裂症患者的护理

一、护理评估

（一）评估主观资料

1. 认知活动 评估患者目前精神状态，是否有认知方面的问题，有无错觉、幻觉，有无思维方面的异常，有无注意力、记忆、智能方面的改变，是否存在定向力障碍，以及对精神疾病的认识能力。

2. 情感活动 评估患者情感活动的情况，了解情感的活动与思维内容、环境是否协调，情感是否受幻觉妄想的影响。

3. 意志行为活动 评估患者意志和行为活动的情况，意志行为活动是否受幻觉、妄想的影响。

（二）评估客观资料

1. 躯体状况 评估患者的意识状态、生命体征、全身营养情况、睡眠和饮食状况、大小便状况以及生活自理能力情况等。

2. 对精神疾病的认识 评估患者的自知力以及损害程度。

3. 社会心理状况 评估患者的家庭教育、经济状况、性格、工作学习环境、社会支持系统，与同事、家人能否正常相处。

4. 既往健康状况 评估患者的家族遗传史、既往疾病史。

5. 治疗情况 评估患者的用药情况，有无药物过敏史及其他不良反应等。

6. 实验室及其他辅助检查 评估患者的血、尿、粪常规、血生化、心电图、脑电图检查以及特殊检查结果。

二、护理诊断

1. 思维过程改变 与精神活动异常有关。

2. 感知觉异常 与精神活动异常有关。

3. 有对他人或自己施行暴力的危险 与幻觉、妄想等精神运动性兴奋、自知力缺乏等有关。

4. 不合作 自知力缺乏有关。

5. 自理缺陷 与意志活动减退或缺乏有关。

6. **营养失调** 低于机体需要量 与拒食或自理缺陷有关。

7. **睡眠形态紊乱** 与行为障碍有关。

8. **社交障碍** 与自知力缺乏有关。

9. **躯体移动障碍** 与精神运动抑制有关。

10. **个人应对无效** 与意志活动减退或缺乏、社会歧视等有关。

11. **语言交流障碍** 与精神运动抑制有关。

三、护理目标

1. **控制异常行为** 能有效处理和控制自己的情绪和行为，用恰当的方式发泄自己的愤怒，住院期间未发生暴力事件。

2. **恢复社会功能** 患者最大限度地完成社会功能，而不受思维改变的影响，能表现出符合现实的言语性和非言语性思维，患者将表现出适合自身智力水平和文化背景的判断力、自知力和解决问题的能力。

3. **正确评价** 患者能正确评价自身的价值，情绪好转，能对疾病、幻觉、妄想有正确的认识，能正确对待别人的评价，患者在出现严重焦虑和接受困扰时，能向工作人员诉说，并且学会应对压力、危机的技巧。

4. **生活自理** 患者在住院期间生活自理，愿意配合治疗和护理，主动服药，正常进食，睡眠改善，防止发生伤害。

四、护理措施

1. 基础护理

（1）**制订护理计划** ①为患者制订详细、适宜的护理计划；②创造舒适的治疗、休养环境。

（2）**生活护理** ①做好晨、晚间护理；②帮助患者做好日常个人卫生；③保持床单元清洁、整齐、干燥、防止褥疮；④根据天气变化及时给患者增减衣物、被服，防止受凉；⑤预防患者继发感染；⑥认真检查患者皮肤情况，发现皮肤破溃、擦伤要及时处理；⑦对兴奋不合作的患者，应做好患者的晨、晚间和日常生活的护理；⑧行为退缩、生活懒散的患者，应采取督促指导方法，保证患者按时洗漱、定时更衣、沐浴、必要时做口腔护理及皮肤护理。

（3）**饮食护理** ①结合原发疾病的情况，为患者提供易消化、营养丰富的饮食，同时注意水分的摄入；②为患者创造整洁、舒适的进餐环境，提供充足的进餐时间，让患者细嚼慢咽、防止噎食；③在不影响治疗和病情许可的前提下，提供患者喜爱吃的食物，以促进食欲，保证营养的需求；④对吞咽困难、不能进食者，及时给予鼻饲饮食或静脉补充营养物质，以保证营养、代谢的需要；⑤对暴饮暴食的患者要严格限制入量；⑥对有异食的患者要限制活动范围，防止进食异物；⑦对拒食的患者要尽量劝说，耐心协助进食或做示范，消除患者的疑虑，必要时给予鼻饲饮食，维持营养的摄取；⑧对于木僵的患者，由于常在夜深人静的时候恢复肢体活动、自行进食等，可将饭菜放于患者床旁，保持环境安静，避开患者视线下，观察其进食情况。

（4）**睡眠护理**　①评估导致患者睡眠障碍的原因，减少或去除影响患者睡眠的诱发因素；②为患者创造良好的睡眠环境，保持病房空气流通，温、湿度适宜，周围环境安静，除必要的观察或操作外，不要干扰患者睡眠，室内光线充足，避免因光线不足而令患者产生错觉或感到恐惧不安及辨认困难；③合理安排作息时间，为患者建立有规律的生活，白天为其安排适当的活动，以减少卧床、睡眠时间；④避免睡前兴奋，减轻焦虑，做一些有利于入睡的活动，促使进入睡眠；⑤晚饭不宜吃的过饱，不宜多饮水；⑥做好睡前心理护理；⑦必要时，可遵照医嘱给予药物辅助入睡。

（5）**大小便护理**　①观察患者大小便情况，12h 无尿者采取诱导方法刺激排尿，必要时请示医生给予导尿，导尿患者，要防止泌尿系感染；②保持大便通畅，对便秘者，应增加粗纤维饮食，3 天无大便者给予缓泻剂或灌肠，促使排便；③对卧床的患者，要定时提供便器，让患者逐渐适应床上排便；④对认知障碍的患者，每日定时送其到卫生间，帮助患者认识并记住卫生间的标志和位置，训练患者养成规律的排便习惯。

2. 安全护理

（1）**掌握病情**　①做到重点患者心中有数，了解病情变化特点；②严密观察病情变化、了解幻觉妄想的内容，注意相应的情感表现；③对异常行为要劝说阻止，防止发生意外。

（2）**加强巡视**　①定时巡视，清点患者人数，确保患者安全；②对极度兴奋、冲动伤人毁物的患者要隔离，必要时可采取保护性约束措施；③对严重自杀的患者，要专人护理，24 小时使患者在护理人员的视线内；④对不合作的患者要适当限制其活动范围，防止患者出现离开医院的行为。

（3）**严密观察**　①密切监测患者的病情变化；②发现异常情况时应立即报告医生，并做好准备，实施抢救措施。

（4）**采取措施防止发生意外**　①对冲动患者、烦躁不安的患者，放置于重症室，由专人监护，防止摔伤、坠床，必要时可给予约束。约束期间，应经常检查患者的安全、躯体舒适等情况；②对有敌意的患者，要密切观察，防止伤人、自伤等；③对抑郁的患者，应将其置于护理人员易观察及安全的环境中，避免独处或单独活动。严密观察病情变化，严防患者消极自杀。

（5）**安全管理**　①加强病区环境检查，发现设施损坏应及时维修，病区办公室、治疗室、配膳室、浴室、杂用间等处必须随手锁门；②加强患者物品管理，在患者入院、返院时以及家属探视后，护理人员认真做好安全检查，严防危险物品带进病房；③避免患者使用危险物品，必要时必须有医护人员监督，以防发生意外；④加强患者床位检查，防止患者在精神症状支配下存放危险物品，导致危险行为发生。

3. 症状护理

（1）**以幻觉、妄想为主要表现的患者**　在幻觉妄想支配下，患者可能出现不合作、逃离医院、伤人、自伤等行为。①与患者建立良好的护患关系，并运用沟通技巧，了解患者幻觉和妄想的种类及内容；②要耐心倾听患者叙述病理思维，不要过早指明病态表现，不要争论，防止患者隐瞒病情；③不要引导患者反复重复病理体验，以免强化病理联想，使症状更加顽固；④细心观察患者的言语、表情、动作及非言语行为是否受幻觉妄想的支配，及时处理异常情况，防止发生意外。

（2）**以兴奋为主要表现的患者**　这些患者可能出现冲动、伤人、毁物，生活不能自理等。①掌握病情变化，不激惹患者；②运用良好的言语有效地阻止患者伤人及破坏性行为，必要时采取约束方法，帮助患者控制冲动行为。

（3）**以木僵为主要表现的患者**　患者精神运动抑制，生活不能自理，违拗、不合作。①主动关心照顾患者，细心观察病情变化；②针对患者丧失自理能力的情况，做好基础护理，防止躯体并发症的发生；③采取保护性医疗措施。不在患者面前谈论病情及无关的事情；④对患者态度和蔼，注意"四轻"，即关门轻、操作轻、说话轻、走路轻，减少不良刺激；⑤如患者出现蜡样屈曲症状，在完成治疗护理后应及时将患者的肢体放置于舒适的功能位置。

（4）**对意志行为抑制的患者**　患者多表现意志懒散，无意向要求，对任何事物都无情感反应。①针对病情特点，为患者制订长期的生活自理能力训练计划，督促患者按计划训练，以达到适应社会生活的目的；②加强基础护理，保证患者的基本需要，防止发生皮肤损害及其他意外事故。

（5）**意外事件患者护理**　发生自杀、出走、自伤或受伤等意外时，应立即隔离患者，配合医生实施有效的抢救措施，并应了解其原因采取针对性措施。

4. 药物治疗护理

（1）**口服用药**　防止患者藏药，观察用药后不良反应，如患者出现椎体外系反应、心血管反应、皮肤过敏、精神方面的症状等应与医生及时取得联系，给予对症处理。

（2）**注射用药**　①遇有不合作的患者需耐心解释劝说，尽量争取得到患者的配合；②准确执行医嘱，核对药物剂量；③做人工冬眠治疗时，用药后患者应卧床睡眠，减少活动，不要频繁探视，防止环境因素的干扰；④定时为治疗中的患者测量生命体征，观察用药后的情况，记录睡眠时间，记录出入量。

5. 电抽搐治疗的护理　详见第四章第二节"电痉挛治疗与护理"。

6. 心理护理　根据患者入院、治疗、康复的不同阶段，与患者建立良好的护患关系，正确运用沟通技巧，提供必要的心理支持，配合医生做好支持性心理治疗和领悟治疗，鼓励其说出对疾病和有关症状的认识及感受。倾听时应对每一诉说作适当限制，不要与病人辩论。仅在适当时机（如幻觉减少或妄想动摇时），才对其病态体验提出合理解释，并随时注意其反应。指导患者多参加集体活动。

7. 康复护理

（1）**入院期**　针对患者新入院的特点，为患者制定住院期间的康复计划，督促、训练患者每日完成生活料理，让患者参加一般性的活动如散步、做操、听音乐等，以达到安心住院的目的。

（2）**治疗期**　根据病情变化，适宜的指导患者参加一些简单的工疗、娱疗，如折纸、粘贴、编织、唱歌等。转移患者的病态思维，体现患者的生命价值，增强患者治疗信心，达到辅助治疗的目的。

（3）**康复期**　根据患者兴趣、爱好，在护士带领下安排适当的康复活动，如书法、绘画、表演、体育比赛、手工艺制作、炊事作业及外出活动购物等，为患者回归社会打下基础。

五、护理评价

1. 患者能否与护士、病友正常地进行交谈，并能较确切地反映心理问题与心理需要。

2. 患者能否学会控制自己的情绪和行为的方法，无冲动和暴力行为发生。

3. 患者的精神症状是否缓解或消失，自知力部分或全部恢复。

4. 患者能否正常进食、睡眠和排泄大小便，生活自理能力部分或全部恢复。

5. 患者是否能够被动或积极配合治疗和护理，积极参与工娱治疗活动。

6. 患者的社交能力、社会适应能力是否部分或全部恢复。

六、健康指导

健康教育能够帮助精神分裂症患者、家属及其他照顾者有效的解决患者环境中的压力。

（一）生活指导

1. 指导患者掌握解决有关社会环境压力的方法。鼓励患者参加综合康复活动，加强工娱治疗，达到巩固疗效，逐步与社会现实接近、力争达到回归社会的目的。指导患者家属如何创造良好的家庭环境，改善患者在家庭中人际关系的方法，已婚者不宜生育子女。

2. 加强心理护理，提高患者的认识。其内容包括：①教育患者正确对待及处理生活中的事件，适应并正确处理与己有关的社会因素；②努力克服性格缺陷，保持良好的人际关系；③保持合理而有规律的生活习惯，注意劳逸结合，合理用脑及参加适当的体力劳动。

（二）疾病知识指导

1. 对患者及家属进行有关疾病的教育。使患者认识到继续维持抗精神药物治疗对防止病情复发的重要性。按时门诊复查，服从治疗，坚持服药。并对患者及家属解释药物可能出现的毒副作用，提高自我护理能力。

2. 帮助患者及家属了解病情波动复发的早期症状，以便及早就医。同时，让患者亲属了解精神分裂病程发展及预后情况，了解患者临床治愈后可能面临的问题和困难（如经济问题、个人问题、就业问题等），为患者尽快回归社会做好准备。

【护考链接】

1. 在精神障碍病因学中，目前被认为是精神分裂症最重要的发病因素的是(　　)
   A. 脑器质性病变　　　　　B. 环境因素　　　　　　C. 脑组织损伤
   D. 遗传因素　　　　　　　E. 精神因素
2. 对于精神障碍病因学中遗传因素研究方法应排除(　　)
   A. 高发家系的前瞻性研究　B. 双生子研究　　　　　C. 寄养子研究
   D. 遗传基因的研究　　　　E. 神经发育模型研究
3. 关于精神分裂症的临床特征应除外(　　)
   A. 意识障碍　　　　　　　B. 情感障碍　　　　　　C. 感知障碍
   D. 思维联想障碍　　　　　E. 意志障碍

(4~8题共用以下题干)

患者，女性，18岁，半年前高考落榜，近几个月来觉得朋友同学及邻居阿姨叔叔们都在议论她，常轻蔑地盯着她，她于是有时对着门外大骂，有时自言自语，或哭或笑，整天关在房间不出门，有时叫着要叫警察保护自己。

4. 该病人最可能的诊断是(　　)
   A. 反应性精神病　　　　　B. 癔症　　　　　　　　C. 抑郁症
   D. 分裂样精神病　　　　　E. 精神分裂症
5. 下列症状中，该病人不存在的是(　　)
   A. 言语性幻听　　　　　　B. 运动性兴奋　　　　　C. 被害妄想
   D. 情绪低落　　　　　　　E. 行为退缩
6. 对该病诊断有意义的症状还有(　　)
   A. 思维插入　　　　　　　B. 意识障碍　　　　　　C. 蜡样屈曲
   D. 抑郁　　　　　　　　　E. 妄想知觉
7. 治疗应首先选用(　　)
   A. 心理治疗　　　　　　　B. 三环类抗抑郁药　　　C. 行为疗法
   D. 苯二氮䓬类　　　　　　E. 氯丙嗪
8. 下列护理问题中属于该患者的主要护理问题是(　　)
   A. 有暴力行为的危险　　　B. 不合作　　　　　　　C. 思维过程改变
   D. 生活自理能力缺陷　　　E. 睡眠形态紊乱

第八章　心境障碍患者的护理

第一节　心　境　障　碍

心境障碍又称情感障碍或情感性精神障碍，是以明显而持久的心境或情感改变为主要特征，常伴有相应的思维与行为改变的一组功能性精神障碍。它包括躁狂症、抑郁症、心境恶劣和双相情感障碍。躁狂症或抑郁症是仅指有躁狂或抑郁发作，习惯上称为单相躁狂或单相抑郁。临床上单相躁狂较少见。

临床主要表现为情感高涨或低落，有反复发作的倾向，间歇期精神状态正常，抑郁发作最常见，一般预后较好，不遗留人格缺陷，但部分可有残留症状或转为慢性。首次发病年龄多在 16 ~25 岁之间居多，15 岁以前和 60 岁以后少见。

一、病因和发病机制

心境障碍的病因尚不清楚。可能的相关因素有：

(一) 遗传因素

多数学者的研究表明本病有明显的家族遗传倾向。流行病学调查显示，情感障碍患者亲属患本病的概率比一般人群高 10 ~30 倍，血缘关系越近，患病率越高，单卵双生子比双卵双生子的患病率高。但遗传方式并不清楚。

(二) 神经生化因素

大量研究结果显示，中枢神经系统去甲肾上腺素和 5 - 羟色胺递质代谢紊乱与心境障碍的发生密切相关。在 5 - 羟色胺减少的情况下，去甲肾上腺素降低，可导致抑郁症；去甲肾上腺素功能亢进则可导致躁狂发作以及神经内分泌失调可能与情感性障碍的发生密切相关。

（三）心理社会因素

应激性生活事件在情感性精神障碍尤其是抑郁症的发作关系较为密切，特别是首次发作的抑郁症更为明显。重大负性生活事件如亲人亡故、意外灾害、重大经济损失、离婚、失业等是易感素质人群发病的重要因素。此外，慢性心理刺激如家庭矛盾、失业、人际纠纷、慢性疾病等也可诱发抑郁。

二、临床表现

（一）躁狂状态

躁狂发作的典型症状为"三高"症状：心境高涨、思维奔逸与精神运动性兴奋。部分病人同时伴有精神病性症状（幻觉、妄想等）。多数病人为急性起病。

1. 心境高涨 病人主观体验愉快、生活绚丽多彩、感觉良好，轻松愉快，整日兴高采烈，洋洋自得，乐观，热情，喜笑颜开。表情生动，内心体验与周围环境协调一致，具有一定的感染力，常引起周围人们的共鸣，这为躁狂症的必备症状。部分病人情绪不稳定以易激惹为主，可为些许小事大怒甚至冲动行为，但通常持续时间短暂，又可转怒为喜。

2. 思维奔逸 思维联想过程明显加快，涉及内容多而广。自觉变得聪明，大脑反应敏捷，新概念不断涌现，话多，滔滔不绝，口若悬河，高谈阔论，感到自己说话速度跟不上思维速度，可出现"音联"或"意联"，话题常"随境转移"，可出现意念飘忽。病人常有自我评价过高，表现自负，盛气凌人，严重时可出现夸大妄想、关系妄想或被害妄想，但一般持续时间不长。

3. 精神运动性兴奋 主要表现为精力旺盛、被动注意增加和对自己的行为缺乏正确判断。具体表现为病人社交活动增多，整日忙碌不停，爱管闲事，好打抱不平，为人热情，对素不相识者一见如故，好开玩笑，说俏皮话，做事虎头蛇尾，有始无终，行为轻率，有时在金钱上挥霍无度，乱购物。病人睡眠需要减少，但面无倦容，精力充沛。本能活动亢进。自知力不全或丧失。

（二）抑郁发作

抑郁发作的典型临床表现是"三低"症状：心境或情绪低落、思维迟缓、意志活动减退三主症，这是重度抑郁发作的典型症状，不一定所有的抑郁症患者都出现。一般抑郁发作的主要特征有：

1. 抑郁心境 超过90%的抑郁发作病人有此表现，是特征性症状。病人感到情绪低落，悲伤，无望，郁闷，兴趣索然，度日如年，痛苦难熬。患者的情绪低落可从姿态、语气、表情及衣着等表现出来。典型抑郁症的患者其抑郁情绪有朝重夜轻的特点。

还有些患者如更年期和老年患者，可在抑郁情绪的基础上出现焦虑等症状。在情感低落的影响下，患者常常自我评价过低，对任何事情也只看到消极的一面，尤其对曾经发生过的一些小事念念不忘，有自责自罪感。常觉得自己无能无用，什么事情也做不好，认为活着无意义，会成为家庭和社会的累赘，犯下了不可饶恕的大罪，有悲观厌世和自杀倾向。患者最危险的是反复出现自杀企图和自杀行为。

2. 思绪迟缓　主要表现为思维联想过程受到了抑制。患者自觉脑子反应迟钝，记忆力减退，如同机器生锈了一样转不起来。特点是主动性言语减少，声调低，语速明显减慢，回答问题费力，需等待很久，学习工作能力明显下降。

3. 意志活动减退

（1）**精力缺乏**　主动性活动明显减少，患者自觉无精打采、疲乏无力，有力不从心之感，有的患者自己感到能力不如从前，精力不如以往，因此无法胜任原先的工作，不愿见人。甚至个人生活也懒于料理，很容易做的事也觉得是负担，有些患者把这种情况归咎于自己患了某种躯体疾病。

（2）**兴趣缺乏或减少**　患者不能体验乐趣也是抑郁特征性症状之一，病人不能从平常感兴趣的活动中获得快感，丧失了日常生活兴趣，并逐渐回避社交活动，愿独处。

（3）**抑郁性木僵**　患者动作迟缓、减少，病情严重时发展为不语不动、不吃等木僵状态。

4. 躯体症状

（1）**睡眠紊乱**　是抑郁状态最常伴随的症状之一。其中早醒是具有特征性的症状，部分病人表现为入睡困难或睡眠增多。患者清晨很早醒来，醒后不能再入睡，情绪忧郁，心中极度痛苦。

（2）**食欲紊乱**　食欲下降和体重减轻。

（3）**性功能减退**　性欲减退甚至完全丧失。

三、诊断标准

CCMD-3 心境障碍的诊断标准：

（一）躁狂发作的诊断标准

1. 症状标准　以情绪高涨或易激惹为主要，并至少有下列各项中的 3 项（若仅为易激惹，至少需 4 项）。

（1）注意力不集中或随境转移。

（2）语量增多。

（3）思维奔逸（语速增快、言语急促）、联想加快或意念飘忽的体验；注意力不集中或随境转移。

（4）自我评价过高或夸大。

（5）精力充沛、不感疲乏、活动增多、难以安静，或不断改变计划和活动。

（6）鲁莽行为（如挥霍、不负责任，或不计后果的行为等）。

（7）睡眠需要减少。

（8）性欲亢进。

2. 严重标准 严重损害社会功能，或给别人造成危险或不良后果。

3. 病程标准

（1）符合症状标准和严重标准至少已持续1周。

（2）可存在某些分裂性症状，但不符合分裂症的诊断标准。若同时符合分裂症的症状标准，在分裂症状缓解后，满足躁狂发作标准至少1周。

4. 排除标准 排除器质性精神障碍，或精神活性物质和非成瘾物质所致躁狂。

（二）抑郁发作的诊断标准

1. 症状标准 以心境低落为主，并至少有下列4项：

（1）兴趣丧失、无愉快感。

（2）精力减退或疲乏感。

（3）精神运动性迟滞或激越。

（4）自我评价过低、自责，或有内疚感。

（5）联想困难或自觉思考能力下降。

（6）反复出现想死的念头或有自杀、自伤行为。

（7）睡眠障碍，如失眠、早醒，或睡眠过多。

（8）食欲降低或体重明显减轻。

（9）性欲减退。

2. 严重标准 社会功能受损，给本人造成痛苦或不良后果。

3. 病程标准

（1）符合症状标准和严重标准至少已持续2周。

（2）可存在某些分裂性症状，但不符合分裂症的诊断，若同时符合分裂症的症状标准，在分裂症状缓解后，满足抑郁发作标准至少2周。

4. 排除标准 排除器质性精神障碍，或精神活性物质和非成瘾物质所致抑郁。

（三）双相情感障碍诊断标准

目前发作符合某一型躁狂或抑郁标准，以前有相反的临床相或混合性发作，如在躁狂发作后又有抑郁发作或混合性发作。

（四）心境恶劣的诊断标准

1. 抑郁症状至少持续2年，其间如有正常心境间歇期，不会长于几周。

2. 无躁狂发作。

3. 在2年内，抑郁的严重程度达不到复发性轻性抑郁的诊断标准。

四、治疗原则

（一）躁狂发作的治疗

1. 药物治疗　碳酸锂是治疗躁狂症的首选药物。由于锂盐的治疗指数低，治疗量和中毒量接近，故治疗期间除密切观察病情变化和治疗反应外，应对血锂浓度进行动态监测。锂盐缺乏理想疗效时，可在锂盐的基础上加用丙戊酸盐或卡马西平，如果对锂盐过敏或不能耐受锂盐治疗副作用的患者，则选用丙戊酸盐或卡马西平。

对锂盐治疗无效的病人，可选择电痉挛治疗。

2. 心理治疗　在临床工作中心理治疗常常贯穿于整个治疗过程，较常用的有支持性心理治疗、行为疗法、认知疗法等。

（二）抑郁发作的治疗

1. 药物治疗　治疗抑郁症发作的药物常用的有三环类和四环类抗抑郁药、单胺氧化酶抑制剂和新型抗抑郁剂。根据患者症状特点和既往治疗情况选用抗抑郁药物，主张单一用药，尽可能选用最小有效量，如疗效不佳时，应逐渐增加剂量至有效治疗量。几乎所有抗抑郁药需治疗 2~3 周才开始起效，如用药 6~8 周无效时，应考虑换药。维持治疗时间至少为 2~3 年，多次复发者主张长期维持治疗。

2. 心理治疗　在药物治疗的同时，联合心理治疗，可取得较好的疗效。采用支持性心理治疗、认知疗法，给病人提供支持，以达到减轻或缓解症状；矫正其不良的认知偏见；改善其行为应对能力；提高其社会适应能力；改善与家人的关系及减少家庭环境对抑郁复发的影响。

3. 电痉挛治疗　对重性抑郁伴妄想、自杀、拒绝的病人，或药物治疗疗效不佳时，可选用电痉挛治疗，由于电痉挛治疗治疗不能预防抑郁复发，故治疗显效后，应服用抗抑郁药物或锂盐维持治疗。

（三）双相情感及心境恶劣的治疗

对双相障碍抑郁发作的患者，抗抑郁药不能防止病人从抑郁转向躁狂发作，甚至有可能促发躁狂发作，故对此类病人宜用心境稳定剂即抗躁狂药物作为预防复发的药物。心境恶劣的病人可选用抗抑郁药治疗及心理治疗。

第二节　心境障碍患者的护理

一、护理评估

（一）评估主观资料

1. 评估患者对住院治疗的态度、社会支持系统等。

2. 借助自杀风险因素评估量表、Hamilton 抑郁量表评估患者有无自杀观念。

（二）评估客观资料

评估患者的一般状况包括进食、睡眠、情绪、性欲；体格检查；有无阳性精神症状等。

（三）相关因素

1. 个人成长发育史、既往史、生活方式、特殊嗜好、家族史、过敏史等。
2. 病前性格特征、病前生活事件、应对挫折与压力的方式及效果。

二、护理诊断

（一）躁狂发作病人的护理诊断

1. **有暴力行为的危险（对自己或他人）** 与精神运动性兴奋、易激惹等有关。
2. **营养失调** 与精神运动性兴奋及进食无规律有关。
3. **自理缺陷** 与严重的兴奋状态有关。
4. **不合作** 与自知力缺乏有关。
5. **社交障碍** 与思维过程改变有关。
6. **思维过程改变** 与不切实际的感受、不适当的应对方式有关。
7. **睡眠形态紊乱** 与精神运动性兴奋有关。
8. **个人应对无效** 与思维过程改变有关。

（二）抑郁发作病人的护理诊断

1. **有自杀自伤的危险** 与自责自罪观念和无价值感、悲观绝望情绪有关。
2. **睡眠形态紊乱** 与朝重暮轻悲观情绪而个人无力应对有关。
3. **营养失调（低于机体需要量）** 与食欲下降能量摄入不足有关。
4. **自我形象紊乱** 与悲观情绪、自责自罪观念有关。
5. **思维过程改变** 与认知活动障碍和思维联想受抑制有关。
6. **个人应对无效** 与消极的自我信念及缺乏反应的动机有关。
7. **绝望** 与自责、自罪、低自尊有关。
8. **生活自理能力下降** 与悲观情绪懒于生活料理及不顾个人卫生有关。

（三）双相情感障碍及心境恶劣的护理诊断

参见抑郁病人的护理诊断。

三、护理目标

（一）抑郁发作的护理目标

1. 不发生自杀、自伤行为，在出现自杀念头时能主动向医务人员寻求帮助。

2. 保证患者有足够的营养及充分的睡眠。

3. 能完成个人生活自理。

4. 人际交往得到改善。

5. 能叙述疾病的相关知识，用适当的方式宣泄内心的愤怒与抑郁，恰当地表达个人需要，有适当的应对方式。

6. 病人的自我价值感提升，有正性的自我认知。

（二）躁狂发作的护理目标

1. 病人不发生伤人毁物。

2. 保证足够的营养及充分的睡眠。

3. 能基本完成个人生活自理。

4. 学习躁狂发作的相关知识，能认识和分析自己的病态行为，恰当表达个人的需要，有适宜的应对方式。

5. 学会用适当的方式发泄愤怒。

6. 人际交往得到改善。

7. 认识坚持服药的重要性。

（三）双相情感障碍及心境恶劣的护理目标

参见抑郁病人的护理目标。

四、护理措施

（一）躁狂发作病人的护理

1. **安全护理**　提供安全、安静的病室环境，避免拥挤、嘈杂及强光刺激，清除所有危险品，病房内家具宜少而实用，避免病人用其当作攻击性武器。

2. **建立良好的护患关系**　护士应尊重、关心病人，态度和蔼，不用刺激性言语激惹病人，以诚恳、稳重的态度接纳病人。对病人的过激言行不争辩，但也不轻易迁就病人。不参与病人的高谈阔论，以免加重其病情。对病人的挑剔，好提意见及要求多等，应分析其合理性，对不合理要求给予适当限制，或采取拖延的策略，对合理要求给予满足或部分满足。当病人在工作人员之间搬弄是非，进行挑拨时，医护人员应团结一致，冷静处理。逐渐教会病人克服急躁情绪及处理压力的方法，鼓励病人在无法控制其行为时能积极寻求医护人员的帮助。

3. 用药护理 病人常由于自知力缺乏而拒绝服药，护士应在病情允许的情况下对病人进行健康教育，告诉其遵医嘱服药的重要性，督促病人按时服药，并密切观察病人用药后的反应，出现副作用，并立即通知医生。

4. 饮食护理 病人精神运动性兴奋，整日忙碌不停，体力消耗大，无暇用餐，容易造成营养物质及水分的摄入不足。因此病人饮食应选择高热量、富含维生素、易消化的食物并督促其进食及饮水。对极度兴奋躁动、不能安静进餐者，应注意预防噎食的发生。

5. 清洁护理 督促、引导病人保持个人卫生，注意仪表整洁，鼓励病人进行适宜的打扮。

6. 睡眠护理 病人精力异常旺盛，活动明显增多，睡眠需要减少，体力消耗较大，故应保证病人充分的睡眠。指导病人在睡前避免喝浓茶和咖啡；不宜进行长时间谈话；可热水沐浴或遵医嘱给予安眠药物。

7. 鼓励病人参加集体活动 安排和鼓励病人参加适宜的集体活动，将过盛的精力以可接受的方式发泄出来，在活动中给予适当的鼓励和肯定。

8. 预防和处理病人的暴力行为

（1）密切观察 及时发现病人暴力行为的先兆如紧握拳头、表情紧张、敌视、急躁、言语威胁、来回走动等。

（2）处理 将病人带到一个安静的房间，清除所有的危险品，鼓励病人用言语表达发泄其愤怒，或以适当的方式发泄其情绪，如拍打枕头、沙袋等。当病人的行为无法自控时，要以坚定的语气制止病人的行为，如无效，应采取身体约束的方式协助病人控制自己，如穿约束衣或将病人的四肢约束于床上，注意约束带的松紧度，不能伤及病人肢体。在约束期间病人常有反抗，护士应坦诚、温和、耐心地与病人交谈，告之其约束的目的。必要时遵医嘱给予病人抗精神病药物以迅速控制其症状。

9. 帮助病人管理好财物 病人由于精神运动性兴奋，夸大观念的影响，常在经济上表现为慷慨大方，随意购物或将物品馈赠他人，应帮助管理好财物，以免造成其权益损失。

（二）抑郁发作病人的护理

1. 安全护理 病房光线应充足、明亮、减少噪音的干扰，家具应简洁，清除所有危险品，以免病人将其作为自杀工具。

2. 建立良好的护患关系 尊重、理解和支持病人，鼓励病人说出自己的想法和感受，耐心倾听，不随意打断病人，也可用沉默的方式来陪伴病人，以增加病人的安全感。

3. 密切观察病情 及早发现有自杀危险因素及自杀企图的病人。

（1）抑郁症自杀的危险因素 ①严重的抑郁情绪；②伴有自罪妄想；③家庭支持系统；④有抑郁和自杀家族史；⑤强烈的自杀观念。

（2）严密观察有无自杀迹象 ①写遗书；②整理旧物；③突然关心他人；④了断

社会关系；⑤收藏药品、刀、绳等。

（3）措施　安排患者在便于观察的病室内，不能单独居住。密切观察病人表现，其活动范围应在护士的视线范围内，加强巡视。认真交接班，做好危险品的管理，若发现有危险因素或自杀迹象者应专人陪护。鼓励病人在出现自杀意念时能立即向工作人员寻求帮助。

4. 饮食护理　病人有自责、自罪、食欲减退，故常有拒食现象，护士应了解其原因，想方设法劝其吃下，对坚决拒食者必要时可鼻饲流质。

5. 清洁护理　耐心督促或协助病人完成个人照料，如按时洗漱、定期沐浴、理发、更衣、整理被褥、女性病人月经期的卫生料理等。护理中尽量督促病人自己完成，以免其形成依赖。对病人的进步，应及时给予表扬和鼓励。

6. 鼓励病人参加集体活动　初期宜参加简单、易完成、有趣味性的活动。最终能主动参与集体活动中，帮助病人在集体活动中与病友友好交往，引导病人关注周围及外界事物，转移病人的注意力，使其逐渐获得自尊、自信与成就感，恢复其社会功能。

7. 睡眠护理　白天应鼓励病人下床活动，尽量不卧床。晚上临睡前禁饮浓茶、咖啡、可进食少许点心或热牛奶，热水沐浴，对失眠的病人可遵医嘱给予安眠药物。

8. 治疗护理　督促病人按时服药，严防囤积药物用以自杀。密切观察疗效及不良反应，出现副作用立即通知医生。如病人需要进行电痉挛治疗时，应做好治疗前的准备及心理护理，消除病人的紧张，恐惧情绪。治疗结束回病房后应密切观察病人意识、安全等情况，及时做好记录。

9. 心理护理　在良好的护患关系基础上，鼓励病人诉说其想法和感受，帮助其分析、认识精神症状是由于负性认知所致。充分利用支持系统，鼓励病人合理安排日常活动，做一些力所能及的事情，改善思考能力，减少疲劳感，增强自信并获得正性认知。重建或学习适应性应对方法。

（三）心境恶劣病人的护理

参见抑郁发作病人的护理。

五、护理评价

在执行护理措施后，评价每个护理目标是否实现，对部分实现或未实现的原因进行探讨，找出问题所在，重新修订护理计划或护理措施。

六、健康指导

1. 帮助患者和家属正确对待疾病，教会认识疾病的病因、症状。

2. 指导患者了解药物的重要性，增加依从性。在医护人员的指导下合理用药，能识别药物的不良反应和掌握一些处理方法。

3. 教会患者和家属能及时识别疾病的早期征兆并了解反复发作的危害性，尽早到医院就诊。

【病案分析】

女，30 岁，话少流泪，整天唉声叹气 3 月余。本次病程 3 个月，木讷，活动也比以前减少，说话逐渐减少，家人问及时偶尔低声回答，不愿出门，说病治不好了，在家唉声叹气，有时独自流泪。说脑子没用了，想事情想不出来了，自己做错事，有罪，应该死。以前喜欢看的电视剧也不感兴趣了。称胃口差，每天只吃一顿，体重明显下降，睡眠减少，早上 3~4 点钟即醒来。就诊时，由家人搀扶入室，低着头，问多答少，声音低沉缓慢，或点头、摇头示意，愁眉不展。谈到病情时，流着泪说："我该死，我不应该拿国家的钱，我应该死。"

【护考链接】

1. 抑郁症患者可出现的症状有（   ）

   A. 思维贫乏　　　　　　　B. 情感倒错　　　　　　　C. 愚蠢行为

   D. 木僵状态　　　　　　　E. 思维增强

2. 思维迟缓是（   ）

   A. 癔症的典型症状　　　　B. 抑郁症的典型症状　　　C. 强迫症的典型症状

   D. 恐惧症的典型症状　　　E. 精神分裂症的典型症状

3. 患者，女性，48 岁，半年前下岗在家，对生活失去信心，出现失眠，无法照顾家庭，郁郁寡欢。确认为抑郁症，患者不可能出现的症状是（   ）

   A. 兴趣缺乏　　　　　　　B. 睡眠障碍　　　　　　　C. 思维贫乏

   D. 自责和厌世感　　　　　E. 言语动作迟缓

4. 患者，女性，35 岁，近 1 个月因下岗而出现情绪低落，自觉对任何事都没有兴趣，也不能从事家务劳动，时感疲乏，有入睡困难及早醒，感觉自己没有用，拖累了家人，对社会也没有价值。多次试图自杀未遂。本次因企图放火自焚而被送入医院，该患者最可能的诊断是（   ）

   A. 反应性精神障碍　　　　B. 抑郁症　　　　　　　　C. 抑郁性神经症

   D. 精神分裂症　　　　　　E. 环性心境

5. 患者，女性，35 岁，近 1 个月因下岗而出现情绪低落，自觉对任何事都没有兴趣，也不能从事家务劳动，时感疲乏，有入睡困难及早醒，感觉自己没有用，拖累了家人，对社会也没有价值。多次试图自杀未遂。本次因企图放火自焚而被送入医院，多用于该病的治疗药物是（   ）

   A. 吩噻嗪类药物　　　　　B. 抑制 5-HT 再摄取的药物

   C. 苯二氮草类药物　　　　D. 锂盐

   E. 卡马西平

第九章　神经症及癔症患者的护理

1. 了解神经症及癔症的病因。
2. 熟悉神经症及癔症概念、分类和治疗方法。
3. 掌握神经症的共同特点、各分型的主要临床表现及护理措施。
4. 熟悉癔症性人格特征，掌握临床表现及护理措施。

第一节　概　　述

一、神经症的概念

神经症是一组精神障碍的总称，主要表现为焦虑、抑郁、恐惧、强迫、疑病症状或神经衰弱等症状。不同类型的神经性障碍临床表现不同。其致病因素、发病机制、病程预后以及治疗方式也不尽相同，但多年来的研究发现这组疾病的共同特点有：①疾病起病常与心理社会因素有关；②病前多有一定的素质和人格基础；③一般没有明显或持续的精神病性症状；④未发现明确的器质性病变基础；⑤患者在发作期均能保持较好的自知力，社会功能相对完好，但患者深刻体验到痛苦，故常有强烈求治愿望；⑥临床症状主要表现为脑功能失调症状、情感障碍、强迫症、疑病症、分离或转换症等；⑦一般社会适应能力良好，能从事日常工作、学习和生活，但由于症状的影响可使工作、学习效率降低，生活质量有所下降；⑧病程大多持续迁延。

二、神经症的诊断

诊断标准包括总的标准和各亚型的标准，在做出各亚型的诊断之前，任一亚型必须首先符合神经症总的标准。以下为 CCMD‑3 有关神经症总的诊断标准：

（一）症状标准

至少有下列症状中的一项：
1. 恐怖症状。

2. 强迫症状。

3. 惊恐发作。

4. 广泛性焦虑。

5. 躯体形式症状。

6. 躯体化症状。

7. 疑病症状。

8. 神经衰弱症状。

（二）严重程度标准

由于症状导致下列情况之一：

1. 影响正常的工作、学习和生活。

2. 对症状有无法摆脱的痛苦，有主动求医的愿望。

（三）病程标准

除焦虑性神经症的惊恐发作（近 1 个月内至少有 3 次发作）外，持续病程至少 3 个月。

（四）排除标准

需要排除器质性精神障碍，精神活性物质与非成瘾性物质所致的精神障碍，精神分裂症，偏执性精神病及各类精神病性障碍等。

三、神经症的治疗原则

（一）精神药物治疗

精神药物治疗对于缓解神经症患者的强迫症状和情绪障碍有显著的治疗效果。该类精神药物有抗焦虑、抗抑郁药物以及促进大脑神经细胞代谢的药物。可以较快地缓解神经症患者的典型症状，减轻患者的内心痛苦，树立信心，为下一步心理治疗打下基础。

（二）心理治疗

不同类型的神经症治疗的方法有所不同，但主要是围绕如何恰当的评价解释神经症的病因，采取正确的认识态度，打破神经症症状持续存在的恶性循环，尽可能地减少神经症症状的发生频率等方面来进行的。

第二节　常见的神经症

一、恐惧症

恐怖性神经症简称恐惧症，是指患者对某种客体或特殊处境产生异乎寻常的恐惧和紧张不安的内心体验，并常伴有明显的焦虑和自主神经症状。患者明知这种恐惧反应是不合理的，但仍反复出现，难以控制，以致极力回避反应，影响其正常活动。

（一）病因与发病机制

1. 遗传因素　研究提示广场恐惧症可能与家族遗传有关，且与惊恐障碍存在一定联系，女性亲属的患病率较男性高。

2. 性格特征　研究发现恐惧症病前具有一定的人格特征，如胆小、羞怯、依赖、内向、易焦虑等易患恐惧症。

3. 心理社会因素　在发病中起重要作用。资料显示有近 2/3 的患者都主动追溯与其发病有关的某一件事。如童年时期意外事件惊吓等可对儿童的心理发展造成不良后果而引起恐惧症。

（二）临床表现

1. 广场恐惧症　又称旷野恐惧症。主要是对特定的场所或环境产生恐惧并回避的神经症，是恐惧症中最常见的类型，约占 60%，女性多见。患者主要表现是不敢进入商场、剧场、车站或公共汽车等公共场合和人群聚集的地方，因为患者担心在这些场所出现无法忍受的极度焦虑，因而竭力回避这些环境，严重者甚至不敢出门。恐惧发作时还常伴有抑郁、强迫、人格解体等症状。

2. 特定恐惧症　以惧怕特定的情境或物体为主，以往称为单纯恐惧症。是指对存在或预期的某种特殊物体或情境而出现的不合理恐惧，并有回避行为而影响了生活或引起明显苦恼。通常患者能够认识到自己的恐惧是不合理的和过分的。常见的恐惧对象有：某些动物（如蛇、狗、猫、鼠等）、昆虫、雷电、黑暗、登高、外伤或出血、锐器以及特定疾病等。以女性多见，常起始于童年，如果不加以治疗，可持续数十年。

3. 社交恐惧症　主要表现为对一种或多种人际处境持久的强烈恐惧和回避行为。害怕处于众目睽睽的场所，害怕当众讲话或表演。在进行社交活动时会表现害羞、笨拙，局促不安，手足无措。对需要与人交往的处境感到恐怖而力求避免。

二、焦虑症

焦虑性神经症简称焦虑症，是一组以广泛和持久性焦虑或反复发作的惊恐不安为主要临床特征的神经症性障碍。常伴有自主神经功能紊乱和运动性不安。患者的焦虑紧张并非由实际的威胁所致，其紧张焦虑的程度与现实情况不相称。临床分为惊恐发作和广泛性焦虑。

（一）病因

1. 遗传因素　本病的遗传度约为 30%。其中惊恐发作的遗传效应较广泛性焦虑更为明显，惊恐发作者一级亲属中约有 15% 患有此类神经症，为一般居民的 10 倍。而广泛性焦虑一级亲属中发病概率并不增高。

2. 生化因素 苯二氮䓬类常用于治疗焦虑症取得良好的效果，提示脑内苯二氮䓬受体系统异常可能为焦虑的生物基础。

3. 心理社会因素 是本病发生的诱发因素，而非特异性。弗洛伊德认为焦虑是一种生理的紧张状态。认知理论则认为焦虑是对面临危险的一种反应，信息加工的持久歪曲导致对危险的误解和焦虑体验。

（二）临床表现

焦虑症主要临床表现为焦虑的情感体验、自主神经功能紊乱和运动性不安。临床常见以下两种形式：

1. 惊恐障碍 又称急性焦虑障碍。其特点是反复突然性的发作，反应程度强烈，患者体会到濒临灾难性结局恐惧或失控感，焦虑、紧张十分明显。典型表现是患者突然惊恐万状，好像死亡将至，或即将失去理智、奔走、惊叫、四处呼救。同时伴严重自主神经功能紊乱的表现，如胸闷、胸痛、心跳加快、呼吸困难或窒息感、多汗面部潮红或苍白等。每次发作持续时间较短，一般为 10~20 分钟，很少超过 1 小时即可自行缓解，但可反复发作。

2. 广泛性焦虑障碍 广泛性焦虑障碍的基本特征为经常或持续存在的无明确对象或固定内容的恐惧、烦恼、紧张不安。起病缓慢，病程可迁延数年，期间焦虑情绪可有波动。具体表现有：①精神性焦虑：精神上的过度担心是焦虑核心症状。②躯体性焦虑：主要表现为运动不安与肌肉紧张。③自主神经功能紊乱：主要表现为口干、出汗、心悸、胸闷气急、尿频、尿急、腹泻或便秘等症状。

三、强迫症

强迫症是以强迫观念和强迫行为为主要临床表现的一种神经症。其特点是患者体验到冲动或观念系来自于自我，意识到强迫症状是异常、不必要、不合理的，但又无法摆脱，自我强迫与反强迫同时存在，二者的尖锐冲突使患者焦虑和痛苦。

（一）病因和发病机制

目前病因和发病机制未明，遗传因素、强迫性性格特征及心理社会因素均在强迫症发病中起作用。

1. 遗传因素 患者近亲中的同病患率高于一般居民。如患者父母中本症的患病率为 5%~7%。双生子调查结果也支持强迫症与遗传有关。

2. 性格特征 1/3 强迫症患者病前具有一定程度的强迫人格，其同胞、父母和子女也多有强迫性人格特点。其特征为拘谨、犹豫、节俭、谨慎细心、过分注意细节、好思索、要求十全十美，但又过于刻板和缺乏灵活性等。

3. 心理社会因素 强迫症的发生与心理社会因素有一定的关系。凡能造成长期身心疲劳、思想紧张、焦虑不安的社会心理因素或遭受沉重精神打击的意外事故均是强迫症的诱发因素。

（二）临床表现

强迫症的临床表现多样。临床基本症状为强迫观念和强迫行为，多数患者有多种强迫观念和强迫动作。以强迫观念最多见，强迫行为是对强迫观念的典型反应。

1. 强迫观念

（1）**强迫怀疑** 患者对自己言行的可靠性反复产生怀疑，明知毫无必要，但又不能摆脱。

（2）**强迫性穷思竭虑** 患者对日常生活中的一些事情或自然现象，寻根究底，反复思索，明知缺乏现实意义，没有必要，但又不能自我控制。

（3）**强迫联想** 患者脑子里出现一个观念或看到一句话，便不由自主地联想起另一个观念或语句。

（4）**强迫表象** 在头脑里反复出现生动的视觉体验（表象），常具有令人厌恶的性质，无法摆脱。

（5）**强迫回忆** 患者经历过的事件，不由自主地在意识中反复呈现，无法摆脱，感到苦恼。

（6）**强迫意向** 患者反复体验到想要做某种违背自己意愿的动作或行为的强烈内心冲动。

2. 强迫行为

（1）**强迫性仪式动作** 通常是为了对抗某些强迫观念而产生的。如患者出门时，必先向前走两步，再后退一步，然后再出门，否则患者便感到紧张不安。明知不合理，但又不得不做。

（2）**强迫检查** 多为减轻强迫怀疑引起的焦虑而采取的措施。常表现为反复检查门窗、煤气是否关好，电插头是否拔掉等。

（3）**强迫洗涤** 反复洗手、洗衣物、消毒家具等。

（4）**强迫计数** 病人遇到某些能计数的物体时，出现无法克制的计数行为。

（5）**强迫询问** 反复询问他人，以获得解释与保证。

3. 回避行为 回避可能是强迫障碍最突出的症状，患者回避触发强迫观念和强迫行为的各种情境，在疾病严重时回避可能成为最受关注的症状，而在治疗过程中，随着回避行为的减少，强迫行为可能增加。

四、躯体形式障碍

躯体形式障碍是一类以持久地担心或相信各种躯体症状的优势观念为特征的神经症。主要特征是患者反复陈述躯体症状，不断要求给予医学检查，无视反复检查的阴性结果，医生的无躯体疾病的说明和解释均不能打消患者感受到的痛苦和焦虑。患者症状的发生与不愉快的生活事件或心理冲突密切相关，但患者常常否认心理因素的存在。主要症状包括躯体化障碍、未分化的躯体形式障碍、疑病障碍、躯体形式的自主功能紊乱、躯体形式的疼痛障碍等。

（一）躯体化障碍

躯体化障碍是以躯体症状为特征的神经症。临床表现为多种多样、反复出现、时常变化、查无实据的躯体症状，可涉及身体的任何系统和器官。常见的症状是：①胃肠道症状：胃肠道疼痛、呃逆、反酸、呕吐、恶心等；②皮肤症状或疼痛症状：异常的皮肤感觉，如痒、烧灼感、刺痛、麻木感、酸痛等；③其他方面：性及月经方面异常的主诉也常见。通常存在明显的抑郁和焦虑，多伴有社会、人际或家庭行为方面的严重障碍。起病常在成年早期，女性多见于男性。病程至少两年，未发现任何恰当的躯体疾病来解释上述症状，不断拒绝医生关于其症状没有躯体解释的保证与忠告，不遵医嘱，注意集中于症状本身及其影响，过度使用消除症状药物，部分患者可出现药物依赖或滥用。

（二）躯体形式自主神经紊乱

躯体形式自主神经紊乱是指一种自主神经支配的器官系统发生躯体形式障碍所致的神经症样综合征。患者在自主神经兴奋症状的基础上，发生了非特异的，但更具有个体特征和主观性的症状，如部位不定的疼痛、烧灼感、紧束感，患者坚持将症状归咎于某一特定的器官或系统，但经检查均不能证明这些症状确系相关的器官或系统发生障碍所致。常见的心脏神经症、胃神经症、心因性腹泻、过度换气症、心因性尿频等诊断也属于此类疾病。

（三）躯体形式疼痛障碍

躯体形式疼痛障碍是一种不能用生理过程或躯体障碍来合理解释的持续、严重的疼痛，发病多为 30～50 岁女性。患者声称疼痛剧烈，但又缺少器质性疼痛时所伴有的生理反应。情绪冲突或心理社会因素与疼痛的发生有关；经检查不能发现相应主诉的躯体病变；病程迁延并持续 6 个月以上。常见疼痛部位是头痛、非典型面部痛、腰背痛和慢性盆腔痛。

（四）疑病症

疑病症又称疑病障碍，主要临床表现是担心或相信自己患有某种严重的躯体疾病，正常的感觉被患者视为异常，患者对自身的健康状况或身体的某一部分过分关注，可涉及全身。患者对患病的坚信程度以及对症状的关注度，在每次就诊的时候常有所不同。疼痛是患者最常见的症状，有一半以上的患者主诉疼痛，常见部位为头部、胸部和腰部或感觉全身疼痛。其次是躯体症状，如感到恶心、吞咽困难、反酸、胀气、心悸；通常伴有明显的抑郁和焦虑；患者总是拒绝接受医生关于其症状并无躯体疾病的忠告和保证，并频繁更换医生求证；害怕药物治疗。对身体畸形（虽然根据不足甚至毫无根据）的疑虑或先占观念也属于本症。

五、神经衰弱

神经衰弱是指由于长期处于紧张和压力下，出现精神易兴奋和脑力易疲乏为特征的神经症。常伴有情绪烦恼、易激惹、睡眠障碍、肌肉紧张性疼痛等生理功能紊乱。这些症状不能归因于脑、躯体和其他精神疾病。症状时轻时重，其波动与心理社会因素有关，病程多迁延。由于神经衰弱的症状缺乏特异性，而有特异性的抑郁障碍、焦虑障碍等均从中分出，未来的倾向是废弃神经衰弱这一名称。

该病多数病例发病于 16 ~ 40 岁，女性高于男性。青壮年发病较多，脑力工作者常见。起病缓慢，病程迁延，症状波动。适当治疗可恢复正常，预后良好。

（一）病因与发病机制

1. 精神因素 是诱发神经衰弱的重要原因，凡能引起脑力活动过度紧张如工作、学习负担过重，睡眠不足、长期对工作情绪不满、体力超负荷、亲人死亡、家庭不和睦、事业失败、人际关系紧张、生活节律颠倒及长期心理矛盾得不到解决时均可能诱发本病。

2. 性格特征 敏感、多疑、胆怯、主观、自制力差。性格特征明显者可因一般性精神刺激而发病，性格特征不明显者有较强或持久的精神刺激之后才会发病。

（二）临床表现

1. 精神易兴奋、脑力和体力易疲劳 患者的精神活动极易产生波动，周围一些轻微的或无关的刺激（如光或声音）也能导致患者强烈的或持久的反应，因而患者的注意力容易分散，不由自主的回忆和联想增多，以至于精力难以集中，感觉反应迟钝，记忆力减退，同时也感到疲乏、无力、困倦等躯体疲劳症状。

2. 情绪症状 易烦恼、易紧张、易激惹等，常常与现实生活中的各种矛盾有关，感到四面楚歌，困难重重，难以应对，可有焦虑或抑郁情绪。

3. 生理症状 肌肉紧张性疼痛（如紧张性头疼、肢体肌肉酸痛）或头晕耳鸣、心悸、胸闷、消化不良、尿频、多汗、阳痿或月经紊乱；睡眠障碍，如入睡困难、多梦、睡眠感丧失或醒后感觉疲乏等。

第三节　癔　　症

癔症又称歇斯底里、分离（转换）性障碍，是由于明显的心理因素，如生活事件，内心冲突或强烈的情绪体验，暗示或自我暗示作用于易感个体引起的一组病症。患病率报道不一，多发于 15 ~ 59 岁人群，有明显的性别差异，女性发病远高于男性。

一、病因

癔症的发生与遗传因素、个性特征有关，可概括为：在某种性格基础上，因精神受到刺激而发病，亦可在躯体疾病基础上发病。

（一）遗传因素

国外资料表明癔症患者的近亲中本症发生率为 1.7% ~ 7.3%，较一般居民高。女性一级亲属中发生率为20%。我国福建地区报道患者具有阳性家族史者占24%。提示遗传因素对部分患者来说比精神因素更为重要。

（二）性格特征

1. 高度情感性 平时情绪偏向幼稚、易波动、任性、急躁易怒、敏感多疑，常因微小琐事而发脾气或哭泣。情感反应过分强烈，易从一个极端转向另一个极端，往往带有夸张和戏剧性色彩，对人对事也易感情用事。

2. 高度暗示性 指患者很轻易地接受周围人的言语、行动、态度等影响，并产生相应的联想和反应时称暗示；当自身的某些感觉不适产生某种相应的联想和反应时称自我暗示。暗示性取决于病人的情感倾向，如对某件事或某个人具有情感倾向性，则易受暗示。

3. 高度自我显示性 具有自我中心倾向，往往过分夸耀和显示自己，喜欢成为大家注意的中心。病后主要表现为夸大症状，祈求同情。

4. 丰富幻想性 富于幻想，其幻想内容生动，在强烈情感影响下易把实现与幻想相互混淆，给人以说谎的印象。

上述四点突出而典型者称癔症性病态人格。性格特征于病后显得更加突出。

（三）精神因素

一般多由急性精神创伤性刺激引起，亦可由持久的难以解决的人际矛盾或内心痛苦引起。尤其是气愤与悲哀不能发泄时，常导致疾病的突然发生。一般说来，精神症状常常由明显而强烈的情感因素引起，躯体症状多由暗示或自我暗示引起，首次发病的精神因素常决定以后发病形式、症状特点、病程和转归。再发时精神刺激强度虽不大，甚至客观上无明显原因，因触景生情，由联想激起与初次发病时同样强烈的情感体验和反应，而出现模式相似的症状表现。

（四）躯体因素

在某些躯体疾病或躯体状况不佳时，由于能引起大脑皮层功能减弱而成为癔症的发病条件。如颅脑外伤、急性发热性疾病、妊娠期或月经期等。发病机理不详。心理动力学派、巴甫洛夫学派等都从心理学、生物学和生理学的不同观点上加以解释。

二、临床表现

起病较急，临床表现多样化。以躯体方面症状为主要临床表现者称转换型癔症；以精神方面症状为主要表现者称分离型癔症。

（一）躯体症状

可呈现出类似各种神经系统或内脏器官疾病的临床表现，但缺乏器质性疾病的阳性体征，症状表现为器官的功能过度兴奋或脱失的结果。常见的躯体症状有：

1. 感觉障碍

（1）**感觉脱失**　各种浅感觉减退和消失，有多种表现形式，如全身型，半侧型，截瘫型，手套或袜套型等，以半侧型多见，麻木区与正常侧界限明确，或沿中线或不规则分布，均不能以神经系统器质性病变规律来解释。

（2）**感觉过敏**　如皮肤痛觉过敏、身体某局部剧烈且持续性疼痛，若发生在腹部则易误为急腹症，甚至行以不必要的手术。

（3）**特殊感官功能障碍**　如暴发性耳聋、视野缩小（管型视野，又称管窥）、弱视或失明、嗅觉和味觉障碍等。

2. 运动障碍

（1）**痉挛发作**　发作时徐缓倒地，痉挛发作无规律性，或为四肢挺直，不能被动屈曲，或呈角弓反张状，或作挣扎乱动，双手抓胸、揪头发、扯衣服、翻滚、喊叫等富有情感色彩的表现。发作中面色潮红、双目紧闭、眼球游动、瞳孔正常，对光反应存在。一般无咬破舌头、外伤及尿失禁，同时也查不到病理反射。发作时间持续数十分钟。一般意识不完全丧失，发作后能部分回忆。

（2）**震颤**　范围可及头、舌、肢体、腹壁等，为阵发性粗大不规则抖动，分散注意时减轻。

（3）**行立不能**　卧位时双下肢活动正常，肌力良好，但不能站立，寸步难行。

（4）**瘫痪**　可为截瘫、偏瘫、一（或二、三、四）个肢体瘫痪。其肌张力正常、减低或增强，被动运动时常有抵抗，无肌萎缩，腱反射存在，无病理反射和膀胱、直肠括约肌功能障碍。

（5）**失音和不言症**　失音者说话时声低如耳语。不言者坚持缄默不语，但笔谈能力完好。若合并有耳聋时称癔症性聋哑症。

3. 反射障碍　腱反射正常、活跃或减弱，偶有咽反射消失。

4. 内脏功能障碍

（1）**呕吐**　多为顽固性呕吐，食后即吐，吐前无恶心，吐后仍可进食，虽长期呕吐，并不引起营养不良。消化道检查无相应的阳性发现。

（2）**呃逆**　呃逆发作顽固、频繁、声音响亮，在别人注意时尤为明显，无人时则减轻。

（3）**过度换气**　呈喘息样呼吸，虽然发作频繁而强烈，但无缺氧征象。

（4）**其他**　癔症球、多饮多尿、鼓肠等。

（二）精神症状

1. 朦胧状态　突然出现意识范围缩小，与外界能作部分接触和对答，说话内容简单，常反映与病因有关的内心体验。有时出现双重人格或鬼神附体，可有明显生动的幻视、幻觉，情感丰富而逼真。持续半小时至 1~2 小时，叹口气后突然清醒，对发作中经历仅能部分回忆或完全为能回忆。

2. 木僵状态　突然起病，对外界刺激无反应，双上肢屈肘握拳，双下肢伸直，被动运动时有抵抗，腱反射正常，无病理反射。双目紧闭，被动翻开眼球时上转或游动，瞳孔正常，对光反应存在。可伴有阵发性屏气，心律与血压正常。可持续数小时。

3. **情感暴发**　在精神因素作用下急性发病，表现为哭笑、喊叫、吵闹、愤怒、言语增多等，常以唱小调方式表达内心体验。情感反应迅速，破涕为笑并伴有戏剧性表情动作。发作持续时间常受周围人言语和态度的影响。发作时有轻度意识模糊，发作后能部分回忆。

4. **分离性遗忘**　主要表现为突然出现的不能回忆自己重要的事情（如姓名、职业等），遗忘可以是部分性和选择性，一般都是围绕创伤性事件。遗忘不是由器质性原因所致，范围之广也不能用一般的健忘或疲劳加以解释。

5. **分离性漫游**　患者突然离家或从工作场所出走，往往是离开一个不能耐受的环境，到外地旅行，旅行地点可能是以往熟悉或有情感意义的地方。此时患者意识范围缩小，但日常的基本生活能力和简单的社交接触（如购票、乘车、问路等）仍保持，历时数十分钟到数日，清醒后对其过程不能完全回忆。

6. **假性痴呆**　患者产生类似痴呆的表现，但大脑无任何器质性损害。表现为对简单问题给予近似而错误的回答，给人以故意或开玩笑的感觉，但对某些复杂问题却往往能正确应付；或以行为幼稚、模仿幼儿的言行为特征。

7. **癔症性精神病**　在剧烈精神创伤后发病，表现为言语、行为紊乱，如哭笑无常，可有错觉、幻觉及妄想等精神病性症状，内容与精神创伤有关，病程短暂，一般不超过3周，可自行缓解，无后遗症，可反复发作。

三、诊断

癔症的诊断必须具有排除性与支持性两种依据，不能仅根据病前有精神因素与暗示治疗有效而作出诊断，客观地估计精神因素和暗示性在每例患者的发病、治疗与转归上实际意义是十分重要的。诊断要点如下：

1. 明显的精神因素及由此引起的强烈情感体验。
2. 症状的产生和消失与暗示，自我暗示密切联系。
3. 急性起病，症状多样。检查未发现与躯体症状相应的阳性体征和器质性病变的证据。精神症状常有表演和夸张的特点，带有鲜明的情感色彩。
4. 病前性格特点，既往类似发作史，阳性家族史及年龄与性别均可作参考。
5. 排除脑及躯体器质性疾病，反应性精神病，情感性障碍和精神分裂症。

四、治疗原则

1. **精神治疗**　由于患者求治心切，所以一般的支持性心理治疗常不奏效，通常以暗示或疏泄治疗为主。当症状缓解后，应及时向患者说明疾病的本质，消除顾虑，增加治疗信心，并应指出其性格缺陷与发病的关系，帮助患者找出防治方法等。

2. **药物治疗**　癔症性情感暴发可一次予以足够剂量的镇静剂；痉挛发作常结合言语性暗示，静脉注射10%葡萄糖酸钙；精神症状明显时选用相应的抗精神病药物治疗。

3. **其他治疗**　针刺与电刺激治疗适用于癔症性瘫痪或感觉障碍等躯体症状；症状缓解后，除心理支持治疗外，对残存症状应予以对症处理。

第四节　神经症及癔症患者的护理

一、恐惧症患者的护理

（一）护理评估

1. **主观资料**　评估病人恐怖情绪的严重程度、好发及持续时间和范围，回避行为的表现，病人对问题行为的个人感受。

2. **客观资料**　评估病人的容貌、仪表、行为是否与病人的年龄、文化背景及职业相符。是否有相应的生理改变，如心悸、血压上升、呼吸急促、皮肤潮红或苍白、出汗、肌肉紧张、易疲劳、恶心和厌食等。

3. **相关因素**　评估导致病人恐惧症的原因，恐怖情绪形成的条件反射。

（二）护理诊断

1. **恐惧**　与预期恐怖、自主神经症状有关。

2. **社交障碍**　与恐怖情绪及回避行为有关。

（三）预期目标

1. 病人能降低回避行为发生的频率。

2. 恐怖情绪反应和自主神经症状得到有效的控制，心理上的舒适感增加。

（四）护理措施

1. 指导病人继续从事正常的工作、学习和生活，并建议病人从事一些感兴趣的活动，以转移病人注意力，降低恐怖情绪发生的强度、频率和预期恐怖的发生。

2. 对辅以药物治疗的患者，应同时对其说明自主神经症状是功能性的而非器质性的，药物可减轻因自主神经症状给病人带来的不适的心理感受。

3. 患者描述的症状及行为，应采取接纳的态度，对病人不舒适的心理感受给予充分的理解，不可指责病人，不能简单地用说教来达到矫正病人不恰当恐怖情绪反应的目的。

（五）健康教育

1. **患者**　向患者讲解恐惧症不是器质性的，是由于童年时期潜意识中的心理矛盾冲突造成的，或是由于某些无关的事物或情境与令人恐怖的刺激多次重叠出现，形成条件反射的结果，经过恰当的治疗是可以治愈的。

2. 家属 向家属讲解相关知识，让其认识疾病的性质、形成原因，建立正确的就医观念。帮助病人合理地安排工作、学习和生活，培养生活的兴趣和乐趣。对病人所出现的恐怖情绪及症状不过分关注，减少对病人的消极暗示。

二、焦虑症患者的护理

（一）护理评估

1. 主观资料 评估病人焦虑情绪的好发时间、强度，是否有生理性焦虑症状及病人对焦虑的预期恐怖。

2. 客观资料 评估是否有相应的生理改变。评估病人的面部表情，行为表现，谈话方式，情绪表现。

3. 相关因素 评估亲属中有无焦虑性神经症病人，发病前有无生活事件影响及好发的环境。

（二）护理诊断

1. 焦虑 与疑病观念、担心再次发作有关。

2. 恐惧 与惊恐发作有关。

（三）预期目标

病人最大限度地减少惊恐障碍的发作次数，减少对焦虑症状预期恐怖，心理和生理上的舒适感增加。

（四）护理措施

1. 指导病人做感兴趣的活动以转移其注意力，降低病人对症状过分的自我关注和预期恐怖，兴趣活动本身也会增加病人舒适的感受。

2. 鼓励病人倾诉焦虑情绪的内心感受和体验，护士应对此表示接纳、认可和理解，这样可使病人做到有效的情感释放。

3. 遵医嘱给予抗焦虑药，指导病人按时按量服药。同时注意观察药物副反应，并做好相应解释工作。

4. 教导患者学会使用放松技术，督导其进行放松调试。

5. 做好失眠患者的观察护理，尽量满足其合理需求，必要时遵医嘱使用药物帮助其渡过难关。

（五）健康教育

向病人及家属进行焦虑症的知识宣传，让其知道焦虑症状是功能性的而非器质性的，焦虑症状的发生是由于病人过分的自我关注和预期恐怖造成的，指导病人及家属正确对待焦虑症状，采取顺其自然的态度。同时指导病人在接受治疗期间从事正常工作学习和生活的重要性，培养生活乐趣和兴趣，建立恰当的生活方式，树立正确的就医观念。

三、强迫症患者的护理

（一）护理评估

1. 主观资料

（1）评估患者病前性格：处事特点是否有仔细、谨慎、优柔寡断、凡事要求完美。

（2）评估患者病前有无重大生活事件。

（3）评估患者家庭环境及教育方式。

（4）评估患者社会支持系统：家属对患者强迫症状的看法，对患者的影响程度。

（5）评估患者对强迫症状的情绪和态度：有无焦虑、自卑、冲动，要求治疗的程度。

2. 客观资料

（1）评估患者强迫症状出现的诱发因素、症状的内容、持续时间、对躯体有无伤害。

（2）评估患者生命体征、皮肤情况（有无外伤）、睡眠情况。

（3）评估患者进食及排泄情况、生活自理能力、洗涤时间有无改变等。

（二）护理诊断

焦虑　与强迫观念和强迫动作有关。

（三）预期目标

病人能最大限度地降低强迫观念和强迫动作发生的频率，减轻因强迫观念或动作而产生的矛盾和痛苦的内心体验，增加心理上的舒适感。

（四）护理措施

1. 做好患者的支持性的心理护理和心理咨询工作。

2. 做好领悟性治疗、放松治疗及护理。

3. 适当控制强迫动作，给予行为治疗和护理，树立正确或适宜的态度和行为。

4. 严密观察病情变化及药物不良反应。

四、躯体形式障碍患者的护理

参见焦虑症患者的护理。

五、神经衰弱患者的护理

参见焦虑症患者的护理。

六、癔症患者的护理

(一) 护理评估

1. 症状的评估　评估患者发作时的症状特点、类型、频度、严重程度等。

2. 人格特点的评估　评估患者的性格特点。了解其人际关系的情况、处事作风、情绪反应类型、对刺激的应对方式及适应能力、易受暗示的程度、情感反应的特点等。

3. 心理社会因素的评估　对患者在发病前的不良刺激和刺激程度与疾病发生的相互关系做认真的评估。分析刺激是来自生活事件，还是来自病人自身的内心冲突，或是源于人格方面的易感素质等。

(二) 护理诊断

1. 有暴力行为的危险（对自己和他人）　与发作时意识活动范围狭窄有关。

2. 有受伤的危险　与漫游时意识障碍、震颤、抽动和阵挛有关。

3. 营养失调（低于机体需要量）　与癔症性瘫痪有关。

4. 记忆受损　与分离性遗忘有关。

(三) 护理目标

1. 患者在医院时保证其安全，不发生自伤和伤人行为。
2. 通过支持疗法，能获取正常生理需要量，摄入足够的水分及热量。
3. 在治疗措施影响下，能与医护人员和家属进行适度有效的沟通。
4. 在心理治疗影响下，保持正常的记忆能力。

(四) 护理措施

1. 安全护理　如患者突然情感暴发，护士保持镇定的情绪，维护好病人及周围环境的安静是首要的工作。与患者接触时避免用过激的言辞刺激或过分地关注，语言既要有威慑力让患者听从，明白自己行为的错误之处，又不对其心理构成恶性刺激。对极度兴奋、躁动、强烈的情绪反应的患者要严密监护，遵医嘱给予镇静药，不在患者居住的房间内放置危险物品，消除安全隐患。住院患者要限定其活动范围，严格控制探视，尤其是要限制可能会对患者构成不良刺激的有关人员的探视，以利于病情的尽快康复。

2. 症状护理

（1）**癔症性瘫痪**　每日做皮肤受压部位的按摩护理，防止褥疮的发生。为患者提供高纤维素类的食物，每日做腹部按摩，给患者多饮水，防止便秘，若已发生便秘，要及时交班，注意观察，遵医嘱使用缓泻剂或灌肠，以防肠梗阻。每晚为病人冲洗会阴，防止尿路感染。帮助患者定期训练肢体的功能活动，鼓励下床走动，防止肌肉萎缩。

（2）**癔症性漫游**　无论在院外或是对住院的患者，最好能做到有专人看护。不让患者独居一室，晚上房门要上锁。为患者佩戴可以表明身份的证件，以防走失后意外发生。

3. 心理护理 心理护理是主要的护理措施之一。其中，尤为重要的是要掌握和使用各种暗示方法和技巧协助医生，帮助病人。采用支持心理治疗方法，调动病人的积极性，激发其对生活的热情，坚定病人战胜疾病的信心。

4. 治疗护理 掌握运用药物、催眠、结合良性语言暗示的方法和技巧协助医生。

（五）健康教育

给病人及家属讲解疾病基本知识，了解本病症的性质、发生发展规律及预后，减轻病人和家属的恐惧、焦虑情绪。告诉病人只要配合治疗是完全可以治愈的，以坚定病人战胜疾病的信心，赢得病人的合作。帮助病人充分认识自己，挖掘出自身性格上的弱点及与疾病的关系。教会病人及家属一些科学的、适用的方法完善性格，处理紧张的人际关系，调整不良的情绪，增强心理承受能力。帮助病人获得较完善的人格，增强精神免疫力，赢得良好的周围支持系统的帮助。

【病案分析】

女，19 岁，高三学生。系独生女，自幼娇生惯养，稍不顺心即在地上打滚撒娇。成年后，在家中凡事要以她为中心，否则便沉默不语数日。擅文艺、但心胸狭隘，某日排练时，稍受批评，即感委屈受不了，顷刻伏倒在地，意识不清，双目紧闭，大喘气，四肢挣扎状乱动。约一小时后平静，不能说话，但能用笔对答，双下肢呈瘫痪状。既往无重病史。父亲健康，母亲重感情，每受刺激时常有"晕厥"现象。检查：仪态端正，意识尚清，用手势示意有块状物自小腹上升至喉头部，逐作喘气状。两下肢痛觉消失，肌张力正常，卧床时两腿运动不能，膝及腱反射正常，无锥体束征，无尿潴留或失禁。经暗示治疗一周后痊愈出院。

1. 该患者最可能是什么疾病？
2. 写出护理计划。

【护考链接】

1. 患者，男，运动员。近来越来越易激惹，情绪不稳，曾两次殴打对手被罚。常闻到一股臭鸡蛋味，感觉"在梦里一样"，而且常破口大骂，此现象称为（　　）
   A. 错觉　　　　　　　　　B. 想象　　　　　　　　　C. 错构
   D. 嗅幻觉　　　　　　　　E. 虚构
2. 患者，男性，大学教师。明晨将行冠状动脉搭桥手术，今晚影响其睡眠的首要因素可能是（　　）
   A. 术前焦虑　　　　　　　B. 病室环境　　　　　　　C. 活动受限
   D. 熄灯时间　　　　　　　E. 角色压力
3. 患者，女性，41 岁，诊断为焦虑症，整日处于惶恐不安中，感觉"太难受了"，有自杀企图，服药苯二氮䓬类药物治疗。该患者的主要护理问题是（　　）

    A. 社交障碍   B. 预感性悲哀   C. 自杀的危险

    D. 焦虑   E. 思维过程的改变

（4~6题共用题干）患者，女性。30岁，主动向医生谈及被狗咬伤的经过，并反复强调怕得狂犬病，知道得狂犬病是不大可能的事儿，却总是不可控制。她担心：万一会得呢？为此痛苦而求治心切。

4. 最合理的诊断是（   ）

    A. 疑病症状   B. 强迫症状   C. 焦虑症

    D. 适应障碍   E. 妄想障碍

5. 药物治疗应首选（   ）

    A. 吩噻嗪类药物   B. 抑制 5 – HT 再摄取的药物. 苯二氮䓬类

    D. 锂盐   E. 卡马西平

6. 该类药物的主要作用为（   ）

    A. 精神松弛   B. 肌肉松弛   C. 精神和肌肉都松弛

    D. 阻断多巴胺受体   E. 阻断 5 – 羟色胺受体

第十章 与心理－社会因素相关的生理和精神障碍的护理

📚学习目标

1. 了解与心理－社会因素相关的生理障碍的类型。
2. 熟悉与心理－社会因素相关的生理障碍的临床特点。
3. 掌握与心理－社会因素相关的生理障碍的护理措施。

与心理－社会因素相关的生理障碍是指一组与心理－社会因素有关的以进食、睡眠及性行为等基本生理功能异常为主的障碍。

第一节 进食障碍患者的临床特点与护理

进食障碍是指由于心理因素、社会因素与特定的文化压力等造成的、以进食行为异常为主要特点，伴发显著体重改变和生理功能紊乱的一组精神障碍。主要包括神经性厌食症、神经性贪食症和神经性呕吐。有个别患者可以表现为其中两种或三种障碍的混合。该病的病因和发病机制不明，可能与生物学因素、心理因素、社会文化因素和家庭因素等多种因素有关。男性患病率明显低于女性，为 1:(8~10)。

一、临床特点

(一) 神经性厌食

神经性厌食是指患者对自身形象的感知有歪曲，担心发胖而故意限制饮食，以致体重显著下降为主要特征的一种进食障碍。该疾病的核心症状是对"肥胖"的强烈恐惧和对体型体重的过度关注。大多数患者存在有体像障碍，虽然体重已明显低于正常标准，但病人仍强烈认为自己太胖。为达到自己制定的体重标准，患者经常采取各种措施控制体重的增加，其中最常用的方法是严格控制饮食；除此之外，患者还经常主动采用一些方式如过度运动或进食后采取清除行为如呕吐、导泻、利尿等以避免体重增加。患者体重下降并明显低于正常标准，常同时伴有精神障碍、营养不良、继发性代谢障碍、内分泌障碍和躯体功能障碍。严重时导致女性闭经、男性性欲减退、第二性征发育停滞等。90%～95%的病人为女性，发病年龄在青春期，典型年龄在16～19岁之间，病死率为10%～20%。

（二）神经性贪食

神经性贪食是指以反复出现的强烈进食欲望，和难以控制的、冲动性的暴食，并伴有恐惧发胖的观念为主要特征的一种进食障碍。不可控制的发作性暴食是该病的主要特征。患者对自己的体形非常关注，故常采用自我诱吐、导泻、过度运动的方法以抵消热量的摄入。从而导致水电解质紊乱、神经内分泌调节紊乱和各器官功能的严重受损。

（三）神经性呕吐

神经性呕吐是指一组有自发或故意诱发反复呕吐的精神障碍，呕吐物为刚刚吃进去的食物。患者无食欲障碍，常与心理紧张、情绪低落、内心冲突等有关，部分患者可有癔症性人格，无明显器质性病变，无害怕发胖和减轻体重的想法，呕吐后可再进食或边吐边吃，由于总的进食量不减少，所以体重无明显减轻。

二、病程与预后

神经性厌食症病程变异较大，有的患者一次发作不久即完全缓解，但更多的是迁延多年不愈。部分患者症状虽有好转，但仍会存有体像障碍、进食障碍和心理问题。该病的病死率为10%～20%，死因大多是营养不良及其并发症，如肺炎、心律失常、心力衰竭和肾衰竭，或自杀。如果长期使用泻药、利尿药和自我诱吐者还会因水、电解质失衡而猝死。

神经性厌食症呈慢性病程，症状可迁延数年。但如果不伴有水、电解质紊乱或代谢低下等并发症时，对患者生命无严重伤害。约30%患者症状可完全缓解，40%有部分残留症状。

三、治疗与预防

治疗目标是纠正营养状况，重建正常的进食行为。治疗方案以心理治疗为主，部分患者需辅以药物治疗和支持治疗。

（一）心理治疗

主要目标是增加体重，维持正常进食模式；维持体重，促进心理成长。心理治疗包括认知疗法、行为治疗和家庭心理治疗。认知疗法主要是通过探讨和纠正患者的错误认知，帮助患者正确认识自己的体像和疾病，从而消除心理冲突。行为治疗主要是采取正强化和负强化的方法，有效地改善其行为，逐渐建立正常的进食行为。家庭心理治疗主要是帮助患者家属正确认识疾病的发病原因，纠正对患者不当的对待方式，解决家庭矛盾和促进家庭功能。

（二）药物治疗

抗抑郁药、安定类药和锂盐等能够改善患者的恐惧、易激惹、沮丧等情绪，并可间接改善患者的行为，还可用于治疗合并精神障碍的患者。

（三）支持治疗

增加和维持体重，主要用于营养不良或水电解质紊乱患者，包括纠正水电解质平衡和给予足够维持生命的能量，以尽快解除生命威胁，恢复患者正常营养状态。

（四）预防

进食障碍的预防主要是要加强知识宣教，尤其是目标人群如青春期、女性等群体。宣传形体美的正常标准和内涵、合理营养的必要性以及过度消瘦的后果。

四、护理

（一）护理评估

对进食障碍患者需要进行综合全面的评估，包括生理、心理、社会、文化等各方面，具体包括营养、体重、认知、饮食、节食、清除行为、情绪、家庭、应激与应对等。

1. 患者体重变化情况以及患者认为的理想体重。
2. 患者对自身身材和自我概念的看法。
3. 患者的饮食习惯和结构，包括种类、量、偏好以及对食物的认识。
4. 患者的节食情况，包括开始的时间等。
5. 催吐剂、导泻剂以及其他催吐方法的使用情况。
6. 为减轻体重所进行的活动种类和量。
7. 与家属的关系以及家属对疾病的知识和态度。
8. 情绪状况和有无自杀、自伤倾向。

（二）护理诊断

1. 营养失调（低于机体需要量） 与限制或拒绝进食有关。
2. 营养失调（高于机体需要量） 与不可控制的暴食有关。
3. 现存或潜在的体液不足 与摄入不足或过度运动、自行吐泻有关。
4. 无效性否认 与自我发展延迟、害怕丧失对生活的控制感有关。
5. 体像改变 与自我发展延迟、家庭功能不良、对自身体像不满有关。
6. 活动无耐力 与饮食不当引起的能量供给不足有关。
7. 焦虑 与无助感、对生活缺乏控制有关。

（三）护理措施

1. 生理护理　主要目标是保证营养，维持正常体重和水电解质平衡。

（1）**饮食护理**　①向患者解释营养治疗的目的，取得患者的理解和配合。②通过对患者所需热量的评估，与营养师和患者一起制订饮食计划和体重增长计划。确定目标体重和每日应摄入的最低限度、热量以及进食时间。③鼓励患者实施计划。

（2）**进食检测**　①对厌食严重者，进食、进水尤其要注意，需从最小量开始，逐步缓慢增量。②进食时食物性质也应从液体、半流质、软食、普食的顺序过度，使患者胃肠道能逐渐适应，同时能减轻饱胀感。③严密观察患者，防止诱吐、导泻等清除行为发生。

（3）**体重检测**　①在体重恢复过程中要特别注意体重增加的速度，以每周增加 0.1～0.5kg 为宜，过快易导致急性胃扩张和急性心衰。②采用固定体重计每日定时测量患者体重，密切观察和记录患者的生命体征、出入量、心电图、实验室检查结果（电解质、酸碱度、血红蛋白等）直至以上项目指标趋于平稳为止。③同时注意评估患者皮肤和黏膜的色泽、弹性和完整性。

2. 心理护理

（1）**纠正体像障碍**　目标是帮助患者识别负性认知，学习并尝试新的合理的理念。

首先，要与患者建立相互信任关系，使患者有被接纳感。评估患者对肥胖的感受和态度，鼓励患者表达对自己体像的看法和感受，以及家人朋友的看法和态度对自己的影响。其次，将患者实际的体形与其主观感受做对比，帮助患者认识其主观判断的错误。鼓励患者进行适当修饰和打扮、总结自己的优点，鼓励患者参与决策，以增加患者对环境的控制感，并通过正向反馈如表扬，鼓励等，帮助患者学会接受现实的自己。

（2）**重建正常进食行为模式**　目标是帮助患者正确认识体形与进食的关系，帮助患者认识营养相关问题、长期节食对生理功能的不良影响等。

对于厌食症患者，要提供安静，舒适的进食环境；鼓励患者自行选择食物种类，或提供适合其口味的食物；对患者进食时间加以限制，一般不超过 30 分钟；护士应陪伴患者进餐至餐后至少 1 小时，从而确保患者按量摄入食物，无诱吐、导泻行为发生；对于患者餐后的异常行为如过度活动等，要进行限制；当患者体重增加或主动进食时，给予一定奖励，反之则取消或回收奖励作为惩罚。

对于贪食症患者，要制定限制饮食的计划，在符合患者以往饮食习惯的前提下，逐步限制高脂、高糖食物和进食量，使患者逐步建立规律适量的饮食习惯。

（3）**家庭护理**　目标是通过家庭干预帮助患者学习和掌握积极健康的应对方法，防止复发。

对患者家庭进行宣教，帮助其家庭找到对患者疾病造成影响的不良因素并消除这些因素。帮助他们关注患者的病情，介绍必要的照顾技巧，指导家庭与患者之间的沟通，鼓励家属参与家庭治疗和集体治疗。

（四）护理评价

1. 患者营养状况是否改善，躯体并发症是否好转。
2. 患者能否遵从治疗计划。
3. 患者是否已建立健康的进食习惯。
4. 患者对形象的理解是否现实。
5. 患者家庭是否能提供足够支持。
6. 患者是否已掌握有效可行的应对策略。

（五）健康指导

评估患者和家属对疾病的认识及态度，制订健康教育的目标和计划，针对疾病的病因、预防措施、治疗护理知识等进行指导。

第二节　睡眠障碍的临床特点与护理

睡眠障碍是指在睡眠过程中出现的各种心理行为的异常表现。精神科常见的睡眠障碍是各种心理社会因素引起的非器质性睡眠和觉醒障碍，包括失眠症、嗜睡症、发作性睡病、睡行症、夜惊和梦魇等。

一、临床特点

（一）失眠症

失眠症是一种对睡眠的质和量持续相当长时间的不满意状况，是最常见的睡眠障碍。失眠症的临床表现主要为入睡困难、睡眠不深、易惊醒、自觉多梦；早醒、醒后不易入睡；醒后感到疲乏或缺乏清醒感。其中最常见的症状是难以入睡；其次是早醒和维持睡眠困难。患者由于失眠引起沮丧、焦虑、抑郁、困倦、易激惹等负性情绪，严重者导致工作或学习效率下降，甚至影响社会功能。我国有 42.5% 以上的人存在着不同程度的睡眠障碍，失眠症的发病率高达 10% ~ 20%。

（二）嗜睡症

嗜睡症是指不存在睡眠时间不足的情况下出现白天睡眠过多或睡眠发作，或醒来时达到完全觉醒状态困难的情况。本病主要表现为白昼睡眠时间延长，醒来时要想达到完全的觉醒状态非常困难，醒来后常有短暂意识模糊，呼吸及心率增快，常可伴有抑郁情绪。此状况不是由于睡眠不足、药物、酒精、躯体疾病所致，也不是精神障碍的一部分。几乎每天发生，至少持续一个月，影响社会功能，患者感觉痛苦。

（三）发作性睡病

发作性睡病是一种原因不明的睡眠障碍，又称醒觉不全综合征。主要表现为长期警醒程度降低和不可抗拒的发作性睡眠。发作性睡病在白天或单调的环境下容易发作，但典型患者可在任何活动中入睡，如进食、说话、行走中等，发作时常在 1~2 分钟内进入睡眠状态。因此，睡眠发作的后果很严重，如发生在开车、操作机器时可能会造成人员伤亡。

（四）异常睡眠

异常睡眠是指在睡眠过程或觉醒过程中发生的异常现象，包括神经系统、运动系统和认知过程的异常。包括梦魇症、夜惊症和睡行症。

1. 梦魇症　梦魇症是指在睡眠过程中被噩梦所惊醒，梦境内容通常涉及对生存、安全的恐惧事件。该症的一个显著特征是患者醒后对梦境中的恐惧内容能清晰回忆，部分患者难以再次入睡。可见于任何年龄，随年龄增加而减少，其中女性多于男性。

2. 夜惊症　夜惊症是出现在夜间的极度恐惧和惊恐发作，伴有强烈的言语、运动形式和自主神经系统的高度兴奋状态。患者表现为在睡眠中突然尖叫、哭喊或坐起，表情恐惧，大汗淋漓，呼吸急促，心率增快，发作时意识模糊、不易叫醒，有暂时的定向障碍。患者此时若醒转，仅能对发作过程有片段回忆，次晨完全遗忘，且无梦境体验。本病多发生于男性儿童，以 5~7 岁者为最多，至青年期消失，偶有成年病例发生。

3. 睡行症　睡行症俗称梦游症，是睡眠和觉醒现象同时存在的一种意识模糊状态。主要表现为患者在睡眠中突然起身下床徘徊数分钟至半小时，或进食、穿衣出家门等。常发生在睡眠的前 1/3 期，一般历时数分钟至半小时，次日醒后对所有经过不能回忆，若在睡行期内强行加以唤醒，患者可有短暂的意识模糊。睡行症多发生于生长期的儿童，以 11~12 岁年龄段为最多。

二、病程与预后

大约每年有 30%~40% 的成人发生失眠，65 岁以上的老人、退休、家庭收入低、单身等患者的治疗效果不理想。发作性睡病起病于儿童或青春期，80% 在 30 岁之前起病，病初主要表现为睡眠过多，逐渐发展为猝倒，到中年后病情稳定，有终生带病的可能。

三、治疗与预防

睡眠障碍的治疗包括：①一般治疗：首先要了解患者睡眠障碍的临床特点、规律及可能的原因，改善睡眠环境，建立良好的生活习惯。②药物治疗：短期使用，避免反复。镇静催眠药可作为治疗失眠症的辅助手段，低剂量中枢兴奋剂如苯丙胺等可用于嗜睡症的对症治疗。③心理治疗：消除病因。除了一般的心理支持外，可以采用认知疗法帮助患者正确认识睡眠障碍的症状及后果，采用行为疗法帮助患者建立良好的睡眠行为方式。

四、护理

（一）护理评估

对睡眠障碍应综合评估，包括生理、心理和药物史等，有的患者还需要接受多导睡眠仪的测试以及其他睡眠生理功能的检查。具体内容主要包括患者睡眠障碍的表现、病程、躯体症状、实验室辅助检查、既往治疗情况和效果以及患者对待睡眠障碍的态度和认识等。常用的睡眠障碍评估工具有匹兹堡睡眠质量指数量表和睡眠个人信念、态度量表。

（二）护理诊断

1. **睡眠形态紊乱**　与社会心理因素、焦虑、睡眠环境改变、药物影响等有关。
2. **疲乏**　与失眠、异常睡眠引起的不适有关。
3. **焦虑**　与睡眠形态紊乱有关。
4. **恐惧**　与异常睡眠引起的幻觉、梦魇有关。
5. **应对无效**　与长期失眠或异常睡眠有关。

（三）护理措施

1. **失眠症的护理**　失眠症患者主要采用心理护理，帮助其认识失眠症，纠正不良的睡眠习惯，重建规律、有质量的睡眠方式。

（1）**心理护理**　心理护理的重点在于建立良好的护患关系，加强护患之间的理解和沟通，了解患者的心理问题。①运用支持性心理护理，帮助患者认识心理刺激、不良情绪对睡眠的影响，使患者学会调节情绪，正确面对心理因素，消除心理诱因。②认知疗法：失眠患者由于过分担心失眠，常常焦虑，导致失眠更加严重，形成恶性循环。对此可以采用认知疗法，帮助其了解睡眠的基本知识，如睡眠的生理规律、睡眠质量的影响因素、失眠的原因和根源等，从而引导患者认识失眠，以正确的态度对待失眠，消除顾虑。

（2）**采用行为疗法，重建睡眠模式**　可以采用刺激控制训练、睡眠定量疗法、矛盾意向训练、暗示疗法、音乐疗法及健身术等引导患者养成良好的睡眠卫生习惯，逐步纠正睡眠－觉醒程序，使之符合昼夜节律，从而获得满意的睡眠质量。

（3）**知识宣教**　指导患者如何建立规律的生活习惯，将三餐、睡眠、工作的时间尽量固定；日间多进行户外活动，睡前两小时应避免引起兴奋的活动；用熟悉的物品或习惯帮助入睡，如听音乐、用固定的被褥等；睡前使用诱导放松的方法，包括深呼吸、肌肉松弛法等，使患者学会有意识地控制自身的心理生理活动；营造良好的睡眠环境；适当采用药物。

（4）**用药指导**　镇静催眠药可作为治疗失眠症的辅助手段，但应避免患者形成药物耐受和药物依赖。因此应指导患者按医嘱用药，并向患者讲解滥用药物的危害，以及正确用药的方法。

2. 其他睡眠障碍的护理

（1）保证患者安全　对家属和患者进行健康宣教，增强安全意识，以有效防范意外的发生。嗜睡症和发作性睡眠患者要避免从事可能因睡眠障碍而导致意外的各种工作或活动，如高空作业、开车、进行带危险性的操作等。对于睡行症患者，要保证夜间睡眠环境的安全，如给门窗加锁，防治患者睡行时外出、走失；清除环境中的障碍物，以防止患者绊倒、摔伤；收好各种危险物品，以防止患者伤害自己和他人。

（2）消除心理压力　多数患者和家属对发作性睡病和异常睡眠等都带有恐惧心理。因此要进行详尽的健康宣教，帮助他们认识疾病的本质、特点及发生原因，以纠正其错误认识，消除恐惧心理。同时又要客观面对疾病。

（3）减少发作次数　帮助患者和家属认识和探索疾病的诱发因素，尽量减少可能诱使疾病发作的因素，如睡眠不足，饮酒等。另外，建立规律的生活习惯，减少心理压力，避免过度疲劳和高度紧张等。发作频繁者，可在医生指导下服用药物。

（四）护理评价

1. 患者的睡眠是否改善。
2. 患者对其睡眠质量是否满意。
3. 患者睡眠过程中是否有安全意外发生。
4. 患者及其家属对睡眠障碍的相关知识是否了解。

（五）健康指导

指导患者和家属认识疾病的特点及诱发因素等，从而正确认识睡眠障碍，尽量减少可能诱使疾病发作的因素；帮助患者建立规律的生活习惯；教会患者和家属一些心理放松技巧和正确的用药知识。

第三节　性功能障碍的临床特点与护理

性功能障碍是指个体不能有效参与其所期望的性活动，不能产生满意的性交所必需的生理反应和（或）体会不到相应的快感。性功能障碍可分为性欲减退、性兴奋障碍、性高潮障碍和其他性功能障碍。

在人的一生中，约有 40% 的男性和 60% 的女性出现过性功能障碍。

一、临床特点

（一）性欲减退

性欲减退是指成年人对性的欲望与兴趣下降，也称为性冷淡。患者主要表现为对性生活不感兴趣，无性交欲望，即便为满足自己配偶的性要求而勉强凑合，也仍体会不到性快感。常常是由于心理障碍和精神障碍产生的。

（二）性兴奋障碍

性兴奋障碍可分为男性性兴奋障碍和女性性兴奋障碍。男性性兴奋障碍表现为阴茎勃起障碍，也称为阳痿，是指男性出现性交时阴茎完全不能勃起，或阴茎虽能勃起但不能维持足够的硬度及时间，以致性交失败。勃起障碍可分为原发性和继发性两类，只有持续不少于一年，且在手淫、性交或晨起时阴茎均不能充分勃起者，才诊断为勃起障碍。

（三）性高潮障碍

性高潮障碍主要包括男性及女性性高潮障碍和早泄。女性性高潮障碍是女性最常见的性功能障碍。其主要特征表现为反复或长期性高潮不出现或延迟出现，也叫性高潮缺失。男性性高潮障碍也称为射精障碍或男性高潮延迟，是指患者在阴茎能够勃起且有足够刺激的情况下，仍不能射精和无性高潮出现的现象。早泄是指性交过程中，阴茎在进入阴道之前或刚进入阴道，即出现无法控制的射精，并随之软缩的现象。早泄时，男方可能无充分的性快感亦无性高潮的体验，因此早泄属于男性性高潮障碍，有时与勃起障碍同时存在。

（四）其他性功能障碍

1. 性交疼痛　是指在性交过程中或之后出现生殖器官疼痛，并持续存在或反复出现。男性与女性均可发生，女性多见，且常与阴道痉挛同时存在，或因疼痛引起痉挛。男性性交疼痛包括性交中的阴茎龟头或包皮刺痛、射精时的腹股沟绞痛、射精后的会阴及腰骶部酸痛，以及射精后排尿时的尿道灼痛等。

2. 阴道痉挛　阴道痉挛是指性交时，由于阴道和盆底肌肉系统不自主地剧烈而持续的收缩，以致勃起的阴茎无法插入，或虽能勉强插入但在性交时或性交后，阴道口或深部产生疼痛或不舒服，而加重阴道的痉挛。阴道痉挛的发病率仅次于女性高潮障碍，而且较常见于高文化和高社会经济地位的群体。

二、病程与预后

由于个体差异或病因的不同，性功能障碍的预后也不尽相同，部分患者可自然缓解，多数患者有复发的可能，甚至终身患病。总病程受患者与性伴侣的关系以及患者年龄的影响较大。

三、治疗与预防

性功能障碍的治疗方法包括心理治疗、性技术治疗和药物治疗。心理治疗包括夫妻治疗、认知行为治疗和精神分析治疗。通过心理治疗，增强夫妻间的沟通，找出导致其性欲降低或性交疼痛的相关心理因素或心理创伤，减少患者对性生活的焦虑、反感以及对性交失败的担心，增强对性行为的正性感受和满意度，建立新的适应行为。性技术治疗包括多种治疗方式，如性感集中练习等。药物治疗对于提高患者性功能的作用是有限的，对于慢性患者可采取其他治疗方法，不主张长期使用药物治疗。

四、护理

（一）护理评估

评估时应顾及患者的羞怯心理，保证环境的安静、私密，用语恰当，避免使用生僻的专业术语或较庸俗的语言。评估的内容主要包括：患者性生活的状况和质量，既往和现有的性问题，患者对现存问题和潜在性问题的感受，患者对性及性生活的认知状况，可能影响的性生活的因素，既往和目前的治疗情况等。

（二）护理诊断

1. 无效性性生活形态。
2. 性功能障碍。
3. 焦虑。
4. 知识缺乏。
5. 应对无效。

（三）护理措施

对于性功能障碍的患者，主要采用心理护理、行为指导、知识宣教等措施。通过对患者和家属的综合评估，了解患者的性生活状况并探究相关原因，了解患者的用药史和药物副反应，确认性障碍是否是由药物所致。帮助患者确认影响其性功能障碍的因素，向患者讲解有关性解剖和性行为的基本知识，帮助患者正确认识和理解；指导患者理解生活、心理压力与性功能障碍的关系，与患者讨论如何改变其应对压力的方式和解决问题的方法。帮助患者寻找增加性生活满意度的方法，使其降低对性生活的焦虑恐惧。

（四）护理评价

1. 患者是否能够确认与性功能障碍有关的压力源。
2. 患者是否正确认识和理解有关性和性功能的知识。
3. 患者是否掌握有效的应对方式。
4. 患者是否恢复满意的性生活。

（五）健康指导

向患者及配偶讲解有关性行为的基本知识，指导患者和家属认识所发性功能障碍的特点及诱发因素等，从而正确认识和理解，减轻心理压力。指导患者及配偶加强沟通，养成良好的生活习惯和性习惯。加强锻炼、保持心情舒畅、树立战胜疾病的信心。

【思考题】

1. 试述神经性厌食症的临床表现。

2. 失眠症病人如何治疗？

3. 如何做好失眠症病人的心理护理？

第十一章　儿童及少年期精神障碍的护理

学习目标

1. 掌握精神发育迟滞患者、儿童孤独症患者、注意缺陷及多动障碍患者、品行障碍患者的典型临床表现及护理措施。
2. 熟悉精神发育迟滞患者、儿童孤独症患者、注意缺陷及多动障碍患者、品行障碍患者的护理评估与治疗原则。
3. 了解情绪障碍患者的护理评估和治疗原则。

第一节　精神发育迟滞患者的护理

精神发育迟滞是一组在中枢神经系统发育成熟（18 岁）以前起病，由各种原因所导致的以智力低下和社会适应困难为主要临床特征的发育障碍性疾病。本病可单独出现，也可伴有其他精神障碍或躯体疾病，是儿童精神残疾最常见的原因之一，也是导致人类残疾最为严重的疾病之一。我国 29 个省市智力残疾调查显示：智力残疾患病率为 1.268%，其中男性占 1.315%，女性占 1.220%。全国 8 省市 0~14 岁精神发育迟滞流行病学调查显示：该病患病率为 1.2%，其中城市患病率为 0.70%，农村患病率为 1.41%。

一、病因

（一）染色体和基因异常

导致精神发育迟滞的常见原因有：唐氏综合征（Down Syndrome，如先天愚型、性染色体畸变等）、基因异常（如苯丙酮尿症、半乳糖血症等）和先天性颅脑畸形（如家族性小脑畸形、先天性脑积水和神经管闭合不全等）。

（二）围生期有害因素

包括母孕期各种病毒、细菌、螺旋体、寄生虫等感染；药物、毒物影响；妊娠期疾病和并发症如糖尿病、严重贫血、肾脏病、先兆流产、妊娠高血压等；分娩期并发症如前置胎盘、胎盘早期剥离、脐带绕颈、产程过长、产伤、早产等使胎儿颅脑损伤或缺氧；母亲妊娠年龄偏大、营养不良、抽烟、饮酒，遭受强烈或长期的心理应激等；新生儿疾病如未成熟儿、低出生体重儿、母婴血型不合所致核黄疸、新生儿肝炎、新生儿败血症、胎儿颅缝早闭等。此外，有害理化因素如放射线、电磁波、工业污染等也可造成精神发育迟滞。

（三）出生后不良因素

大脑发育成熟之前各种影响大脑发育的疾病如脑炎、脑膜炎等中枢神经系统感染，颅内出血，颅脑外伤，脑缺氧（溺水、窒息、癫痫、一氧化碳中毒、长时间呼吸困难），甲状腺功能低下，重度营养不良等都可能导致精神发育迟滞。此外，也存在环境因素，如听觉或视觉障碍、贫困、与社会隔离而致使儿童缺乏接受文化教育或人际交往机会，影响智力发育。

二、临床表现

主要表现为不同程度的智力低下和社会适应困难，根据智商将精神发育迟滞分为以下四个等级：

（一）轻度精神发育迟滞

患者智商为 50~69 之间，成年以后可达到 9~12 岁的心理年龄，在全部精神发育迟滞中占 85%。患者在幼儿期即可表现出智能发育较同龄儿童迟缓。如语言发育延迟，词汇不丰富，理解能力和分析能力差，抽象思维不发达。就读小学以后学习困难，学习成绩经常不及格或者留级，最终勉强完成小学的学业。一般在上小学以后教师发现患者学习困难，建议到精神科就诊而被确诊。患者能进行日常的语言交流，但对语言的理解和使用能力差。通过职业训练能从事简单非技术性的工作，有谋生和家务劳动能力。

（二）中度精神发育迟滞

患者智商为 35~49 之间，成年以后可达到 6~9 岁的心理年龄，在全部精神发育迟滞中占 10%。患者从幼年开始智力和运动发育都明显比正常儿童迟缓，语言发育差，表现为发声含糊不清，虽然能掌握日常生活用语，但词汇贫乏以致不能完整表达意思。计算能力为个位数加、减法的水平，不能适应普通小学的就读。能够完成简单劳动，但质量差，效率低。在指导和帮助下可学会自理简单生活。

（三）重度精神发育迟滞

患者智商在 20~34 之间，成年以后可达到 3~6 岁的心理年龄，在全部精神发育迟滞中占 3%~4%。患者在出生后即可出现明显的发育迟缓，经过训练最终能学会简单语句，但不能进行有效语言交流。不会计数，不能学习，不能劳动，日常生活需人照料，无社会行为能力。可以同时伴随明显的运动功能损害或脑部损害。

（四）极重度精神发育迟滞

患者智商在 20 以下，成年以后可达到 3 岁以下的心理年龄，在全部精神发育迟滞中占 1%~2%。完全没有语言能力，对危险不会躲避，不认识亲人及周围环境，以原始性的情绪，如哭闹、尖叫等表达需求。生活不能自理，大小便失禁。常合并严重脑部损害，伴有躯体畸形。

部分精神发育迟滞患者可能伴随一些精神症状，如注意缺陷、情绪易激惹、冲动行为、刻板行为或强迫行为、自伤行为、幻觉等。有的病人可表现出特殊面容和体征，如脆性 X 综合征病人的特殊面容：头大、长脸、手大、足大、睾丸巨大，前额及下颌突出；Down 综合征病人面容为眼裂细小，双眼眶距宽，两眼外角上斜，耳位低、鞍鼻，舌体宽厚，口常半张或舌伸出口外，第一趾和第二趾间距宽有凹沟，小指末节发育不良，常伴先天性心脏病和脐疝。

三、预防和治疗

精神发育迟滞一旦发生难以逆转，因此重在预防。没有特效药能改善病人的智力和学习能力，治疗的原则是教育训练为主，药物治疗为辅，早期发现，早期诊断，查明原因，对症治疗，家庭、学校和社会的教育和心理社会性服务方案至关重要。

（一）教育训练

根据精神发育迟滞儿童的严重程度分级，进行有计划的、循序渐进的训练和教育。如对于轻度和中度精神发育迟滞者，可进行特殊教育和劳动训练，增强其生活自理能力，培养一定的劳动技能，如不能适应普通小学学习者可到特殊教育学校就读。对重度精神发育迟滞者着重训练其与照料者、护理者之间的协调配合。

（二）药物治疗

1. **病因治疗**　适合于病因明确者的治疗。例如，对半乳糖血症和苯丙酮尿症给予相应饮食治疗，对先天性甲状腺功能低下给予甲状腺激素替代治疗，对先天性脑积水、神经管闭合不全等颅脑畸形可考虑相应外科治疗。

2. **对症治疗**　精神发育迟滞患者约 30%~60% 伴有精神症状，导致接受教育训练的困难。因此，可根据不同的精神症状选用相应药物治疗，如对伴有攻击行为和自伤行为者，可给予小剂量氟哌啶醇、奋乃静或安定类药物作对症治疗。

3. **促进或改善脑细胞功能的治疗**　选用营养脑细胞、促进代谢等药物，如吡拉西坦、氨酪酸、谷氨酸等药物治疗。

（三）心理社会服务

行为治疗可以帮助病人建立正常的行为模式；家庭治疗可以减轻父母的焦虑情绪，

有助于对病人的教育和训练；社会为需要医疗服务的病人提供门诊或住院治疗，为其提供就业机会。

四、护理

（一）护理评估

1. **健康史**　主要包括个人史、母亲孕产史、家族史以及社会、文化、教育情况等，有无患过其他躯体疾病及治疗情况。

2. **生理状况**　评估病人的一般状况、生命体征、营养、进食、排泄、睡眠、皮肤是否有外伤，自理生活是否正常，生活方式、饮食、睡眠、有无特殊习惯等。

3. **心理状况**　评估病人智能障碍的程度、有无认知障碍、情感和行为障碍。

4. **社会功能**　评估病人性格特征、兴趣爱好、受教育情况、社会交往技能、语言交往能力、行为自控能力、生活方式、家庭教育方式、经济状况及支持系统；家属的护理能力和照顾病人的意愿；家属情绪状况等。

5. **辅助检查**　评估实验室及其他辅助检查，如生化检查、脑电图检查等检查指标是否正常。

（二）护理诊断

1. **生活自理缺陷**　与智力低下、认知障碍有关。
2. **社会交往障碍**　与智力低下、丧失语言能力、缺乏行为能力有关。
3. **有受伤的危险**　与智力低下、情绪不稳定有关。

（三）护理目标

1. 病人的个人生活自理能力逐步改善。
2. 病人能适应社会，社交能力、学习能力逐步改善，获得一定社交技能。
3. 病人不发生受伤现象。
4. 病人语言能力逐步改善。

（四）护理措施

1. **安全护理**　安置于隔离病房，防止发生冲动攻击行为。要保持环境安静，温湿度适宜，光线柔和，病房内物品陈设要简单实用，加强巡视，要注意观察病情变化，警惕病人由木僵状态突然转入紧张性兴奋及冲动，危害他人安全，同时避免病人无目的地毁坏物品及设施，防止病人自伤。一旦病人兴奋发作，一定要站在有利于护理的位置去制止患者，以保护患者和自身安全。

2. **生活护理**　合理喂养，提倡母乳喂养，适时添加辅食，对某些遗传性代谢性疾病，可通过严格饮食控制防止或减轻症状。对生活自理差者要加强训练，必要时协助进餐，以保证进食量的充分，防止发生营养不良，对不能控制食量的患儿要防止暴食，以免发生消化不良，还要纠正个别患儿偏食行为。协助患者做好个人卫生，如护士可帮助患者洗脸，梳头，及时做好口腔护理，防止口腔溃疡；定期协助患者更衣、擦浴、翻身、按摩，保持皮肤的清洁和床铺的干燥整洁，避免发生压疮。

3. 特殊护理

(1) 适应社会能力训练 根据严重程度制订计划，包括参与集体活动、与他人合作协调、提高自身防御能力、避免危险、保证自身安全等训练。通过训练改善病人的社交能力是非常重要的环节。训练时学校教育和家庭教育要密切配合，协同进行。另外，通过劳动技术的教育和训练使他们能自食其力，以减轻社会和家庭的负担。劳动技术教育必须适合患者的智力水平和动作发展水平，根据患者的心理上、生理上和疾病上的差异，注重现实性和适应性，重视安全教育以及个别差异性。

(2) 语言教育训练 要重视对语言障碍和缺陷进行矫正，应由简单到复杂，坚持不懈，使他们能较好地掌握语言这一工具进行社会交往和交流。通过日常生活活动进行语言缺陷的矫正训练，但要有耐心，不能操之过急。

(3) 早期干预 指导父母促进病人的语言、认知功能的培训。创造条件让他们有机会与正常儿童在一起活动。

(4) 品德教育 做好患者的品德教育要遵循普通学校品德教育的基本原则，注意患者的生理、心理特点，充分了解每位患者的缺陷，对不同情况不同处理，爱护和保护患者的自尊心，对患者尽量少批评，少惩罚，多给予表扬和鼓励。

4. 用药护理 监测药物的不良反应，观察有无活动受限、低血糖、锥体外系反应等，必要时遵医嘱对症处理。

5. 心理护理 要有强烈的爱心和同情心，多接触与观察病人，帮助病人树立战胜疾病的信心，与家属密切配合，以保证治疗方案的实施。

6. 健康教育 指导家属掌握观察病情的方法，训练生活能力，让家属了解此病的性质及预后，强调训练的重要性，坚定他们的治疗信心，调动家庭和社会的支持系统，使病人尽可能地适应社会环境，掌握社会中基本求生的技能，这对病人的生存有重要意义。

第二节　儿童孤独症患者的护理

儿童孤独症起病于婴幼儿期，主要表现为不同程度的社会交往障碍、语言发育障碍、兴趣狭窄和行为方式刻板，多数患者伴有精神发育迟滞，预后差。它是广泛发育障碍的代表性疾病。这种婴幼儿期特有的、严重的精神障碍大多数在患儿出生后3年内发病，但部分患儿在3岁以后起病，在2~3岁内基本正常。该病所具有的主要特征为极端孤僻，人际交往障碍，智能障碍或有特殊才能。

一、病因

（一）遗传因素

根据目前的资料，孤独症患儿至少有一部分与遗传有关。某些遗传病如苯丙酮尿症、脆性X染色体综合征均常伴有孤独症症状。

（二）脑损伤

这些损害常发生于产前或围生期，如病毒感染、产伤、宫内窒息等并发症。

（三）神经生化

有报告称患儿脑脊液中多巴胺代谢物升高、5-羟色胺浓度升高。

（四）免疫学检查

发现部分患儿的血及脑脊液中出现5-羟色胺的自我抗体，但不能作为诊断依据。

二、临床表现

（一）社会交往障碍

社会交往障碍是儿童孤独症的核心症状。孤独症患儿在婴儿时期就表现出对父母无明显依恋，对亲人缺乏情感反应，与他人无目光交流，对人的声音无反应，面部常无表情。无与别的儿童一起玩的兴趣，患儿表现极度孤独。

（二）语言交流障碍

这一障碍在孤独症儿童中表现较为显著，具体表现如下：

1. 非语言交流障碍　患儿以尖叫或哭闹表示不适或需要，拉着大人的手走向他们想要的东西，一旦拿到后不再理人。面部缺乏表情，也不用身体语言如点头、摇头摆手等表示意思和喜怒哀乐。

2. 语言发育延迟或障碍　突出表现为不开口说话，默默无语。即使有些患儿已经会说话，但词汇贫乏，明显落后于同伴。有些患儿则表现为自言自语或哼哼唧唧，别人完全不解其意。

另外有一些孤独症儿童，尽管有语言，但语言的内容和形式异常，不能正确使用语言进行交流，不会与别人保持同一话题，有的只是刻板重复性或模仿性的语言，而且其语音、语调、语速等方面可出现异常，也不会使用代词，经常"你""我""他"分不清。

（三）兴趣狭窄和行为刻板

患儿对一般儿童所喜爱的玩具和游戏缺乏兴趣，而对那些不是玩具的物品如车轮、瓶盖等圆的可旋转的东西却特别感兴趣，有些患儿还对手机、毛巾等其他物品产生依恋行为。日常生活习惯不愿被改变，患儿固执地要求环境一成不变，总是以同一方式去做某件事情，例如只吃固定的食物，吃饭时坐固定的位置，总是把玩具或物品排列成行，出门走同一路线，倘若打破他们的"同一规律"，就会尖叫，大发脾气或拒绝执行。患儿常沉湎于独特的行为中，如抚弄或嗅闻一些物品不停转圈走，不断敲打东西，反复问同一个问题，这些刻板、古怪行为构成患儿日常生活的一部分，也可能在烦躁或兴奋时才表现出来。

（四）感觉障碍

孤独症患儿存在感觉过敏和感觉迟钝现象。感觉过敏是指对外界一般的刺激出现感觉增强的现象，例如听到突然的声音就会吓一跳或捂上耳朵；看到光线突然变化时惊恐或烦躁不安；感觉迟钝是指对外界刺激的感受性降低，如冬天穿单衣不觉冷、打针时不觉得疼、摔倒时擦破皮肤也无任何反应。有些患儿同时存在这两种异常感觉。

（五）认知和智能障碍

大多数孤独症患儿智力低下，约50%处于中度和重度智力低下；约25%为轻度智力低下。不论患儿的智商是高还是低，临床表现的主要症状均相似，但智商低的患儿在社会交往、刻板行为和语言障碍的程度上更为严重。孤独症患儿有一些特定的认知特征，他们的机械记忆和视觉信息处理相对较好。在非言语智能测验中表现出计算、即刻记忆和视觉空间技能比其他方面好得多，称此为"高功能"或"孤独性才能"。例如，这些患儿2～3岁时就能认字母或数数，2～4岁认识各种标记，各类汽车名称，还有少数5岁的患儿阅读较好。一般来说，智商较好的患儿在认知功能上有一些相对的优势。

三、治疗原则

（一）教育和训练

教育和训练是最有效、最主要的治疗方法，目标有：第一，促进患儿语言发育；第二，提高社会交往能力；第三，掌握基本生活技能和学习技能。以家庭为中心开展训练，应早期开始，注重训练的个别化及针对性，长期坚持、循序渐进、积极强化动作－言语－奖励的有机结合。针对孤独症儿童在语言、交流、感知觉运动等缺陷有针对性地进行教育，增进孤独症儿童对环境、教育和训练内容的理解和服从是核心，主要训练内容有：儿童模仿、粗细运动、知觉能力、认知、手眼协调、语言理解、语言表达、生活自理、社会交往以及情绪情感等方面。教学环境注意训练场地或家庭家具的特别布置、玩具及其有关物品的特别摆放。用每日程序表和每次活动程序卡来增加儿童对训练内容的理解。

（二）心理治疗

适用于智力损害不重的患儿，运用语言、身体姿势、标签、图表、文字等各种方法增进患儿与其他小朋友游戏、交往，强化已经形成的良好行为，矫正异常行为，如刻板行为、攻击性行为、自伤或自残行为等。认知疗法适用于年龄较长、智力损害较轻的患儿，目标是帮助其认识自身存在的问题以及与同龄人之间的差异，激发患儿潜能，培养有效的社会技能。

（三）药物治疗

尚缺乏治疗核心症状的特异性药物，药物治疗主要用于改善某些行为症状及并发症，如消除患儿的精神病性症状、情绪不稳、注意缺陷和多动、冲动行为、攻击行为、自伤和自杀行为、抽动、强迫症等问题，但无法改变孤独症的病程。常用的药物有：①中枢兴奋药：适用于合并注意缺陷和多动症的患儿，常用药物有哌甲酯或苯异妥因。②抗精神病药：短期、小剂量使用，并注意观察药物的副作用。常用药物有氟哌啶醇，对冲动、多动、刻板等行为症状，情绪不稳、容易发脾气等情感症状以及精神病性症状有效。氯氮平能减轻多动、自伤、攻击行为、依恋非生命物体、社会交往障碍等症状。③抗抑郁药：能减轻重复刻板行为、强迫症状，改善情绪问题，提高社会交往技能。合并癫痫发作者，宜选用苯巴比妥、硝基安定、卡马西平等。

四、护理

（一）护理评估

1. **健康史** 评估病人既往健康状况，是否患有某些躯体疾病。
2. **生理状况** 评估病人的一般状况、生命体征、营养，与同龄儿童比较，各项躯体发育指标是否正常，进食、排泄、睡眠、皮肤是否正常，生活是否自理。
3. **心理状况** 评估有无不正常的行为方式（如刻板行为），有无语言交流障碍，有无感知觉障碍，生活能否自理，睡眠、活动形式等。
4. **社会功能** 评估患儿发病与社会因素的相关性等，与家庭成员和伙伴的交往是否顺利。
5. **实验室及其他辅助检查** 脑电图检查、脑脊液检查等排除器质性因素。

（二）护理诊断

1. **自理缺陷** 与智力低下有关。
2. **有受伤的危险** 与认知功能障碍有关。
3. **社会交往障碍** 与社会功能缺陷有关

（三）护理目标

1. 患儿的个人生活自理能力逐步改善。
2. 患儿不发生受伤的现象。
3. 患儿语言交流能力、社交能力逐步改善。

（四）护理措施

1. 安全护理　为患儿提供安全的环境，护士要密切观察患儿的活动内容及情绪变化，必要时设专人护理；避免接触到危险隐患的物质和设施，如锐器、火源、药品、电源插座等。

2. 生活护理　保证患儿的生活需求，训练自理能力，如穿衣服，刷牙等，培养良好的个人卫生习惯。

3. 特殊护理

（1）**社交能力训练**　首先要与患儿建立亲密关系，要熟悉他的兴趣、爱好，鼓励其参加喜爱的活动，鼓励母亲经常进行亲子游戏，对待孤独症的婴儿要指导母亲做出特殊的努力去拥抱他，吻他，抱着他走来走去，同他说话，使他具有正常儿童一样的经历；鼓励母亲多与婴儿说话，即使孩子根本不注意母亲的言语，也要努力地对着他们的耳朵低声说话。孤独症儿童的行为训练可改善其对社会的适应能力，帮助患儿自立，可以从训练注意、模仿动作、姿势性语言的学习和表情动作的理解、提高语言交往能力、利用游戏改善交往等培养患儿社交能力。如帮助患儿学习姿势性语言如点头、摇头等，给患儿做出示范，要求其模仿，然后反复训练，直到能理解为止；与患儿建立亲密关系，多观察和关心他的兴趣、爱好，做他感兴趣的事给他看，以后逐步扩大患儿交往范围，待患儿能参加集体游戏时，游戏内容要逐渐注入购物、乘车等日常活动，让患儿扮演不同角色，掌握各种角色的行为方式，学习各种社会规范，使他们逐渐学会如何与人进行交往，完成日常活动，为成年后的自立打好基础。

（2）**语言表达能力训练**　孤独症患儿没有言语用来表达他的要求，有时用尖叫和发脾气来表达，为防止这种情况，不要在患儿尖叫或发脾气时满足他的要求；与孤独症患儿谈话时尽量使用简单明确的言语；通过呼吸训练、口型和发音训练、单词训练、说句子训练、复述和对答能力的训练、朗读文章及表达能力训练、语言理解能力训练、文字训练等提高患儿的语言表达能力和理解能力，训练中要反复示范，并及时给予鼓励、赞扬。

4. 用药护理　目前认为有效的药物治疗可使患儿适应能力有所改善，护士要注意用药后的疗效和副作用的观察。

5. 心理护理　建立良好的护患关系，尊重和理解病人，关心和支持病人，鼓励病人表达内心的想法，做好心理安慰。

第三节　注意缺陷与多动障碍患者的护理

注意缺陷与多动障碍又称多动症，主要特征是明显的注意力不集中和注意持续时间短暂，活动过多和冲动，影响学习和人际交往。国内调查发现患病率1.5%~10%，男性多于女性，性别比为（4~9）∶1。该病于学前起病，呈漫长过程。它既影响儿童的学校、家庭和校外生活，又容易导致儿童的持久学习困难、行为问题和低自尊心。

一、病因

本病的病因尚不明确，目前认为是多种因素相互作用所致。发病相关因素如下：

（一）遗传

本病具有家族聚集现象，患者双亲患病率20%，一级亲属患病率10.9%，二级亲属患病率4.5%。

（二）神经递质

近年来相继提出了多巴胺、去甲肾上腺素及5-羟色胺假说。患者血和尿中多巴胺和去甲肾上腺素功能低下，5-羟色胺功能亢进。

（三）神经解剖和神经生理

磁共振成像发现，患者额叶发育异常和双侧尾状核头端不对称，白质纤维的完整性异常、白质的过度发育和灰质结构异常。

（四）脑器质性因素

最初认为本症病因与脑损伤有关，包括围生期损害、婴儿期中枢神经系统感染、颅脑外伤、中毒和高热昏迷等。但是，临床所见有明显脑损伤史的儿童并不出现多动症，同时，本症患儿多数无脑损伤史，说明脑损伤并不是唯一或主要的致病因素。

（五）家庭和心理社会因素

家庭环境和社会教育对儿童多动症的发生和发展有很大影响。如家庭气氛紧张、父母离婚、家庭破裂、自幼得不到温暖和照顾、学校功课负担过重、父母和教师采用简单粗暴的教育方法，均可促使具有遗传素质的儿童发病，或导致多动症症状加重。

二、临床表现

（一）注意缺陷

注意缺陷是本病的主要症状。病人的注意力难以持久，对来自各方面的刺激几乎都有反应，不能滤过无关刺激，很容易受环境的影响而分散，不断地从一种活动转向另一种活动。他们在上课时不专心听讲，老师布置的作业常听不清，以致做作业时常出错误，与他人交谈时心不在焉，经常丢三落四，遗失玩具、学习用品或其他物品。常忘记日常活动安排，很难将一件事情进行到底。

（二）活动过度

大都开始于幼儿早期，进入小学后因受到各种限制，表现得更为显著。表现为与年龄不相称的活动过多，活动不分场合、无目的性，在需要相对安静的活动中，不能保持安静，上课坐不住，小动作多，凡能碰到的东西总要碰一下，好招惹人，经常与人吵架。常与同学发生争吵或打架，又喜好插嘴和干扰别人的活动，活动过度最惹人注目。

（三）冲动任性

多动症儿童由于情绪不稳定，缺乏克制能力，常对一些不愉快刺激做出过分反应，常在冲动之下伤人或破坏东西。冲动任性是多动症的突出症状。他们在要求未得到立刻满足时，会无故叫喊或吵闹，又无耐心，做什么事都急急匆匆。

三、治疗原则

原则上遵循长期、系统、个性化、综合性治疗，采用针对父母的教育和训练，学校咨询干预和调节，脑电生物反馈训练，心理治疗，药物治疗等相结合的综合性治疗方法。中枢兴奋剂盐酸哌甲酯（利他林）是应用最广泛的治疗 ADHD 的首选药物之一，但有睡眠延迟、头痛、腹痛、恶心呕吐等副作用，选择性去甲肾上腺素再摄取抑制剂托莫西汀（择思达）的疗效与哌甲酯相当，可用于 7 岁以上的 ADHD。

四、护理

（一）护理评估

1. **健康史**　评估患者既往健康状况，母亲孕产史，家族史，有无药物过敏史，成长史中是否受到不良的社会环境或家庭条件的影响。

2. **生理状况**　评估患儿的一般状况、生命体征、营养、进食、排泄、睡眠、大小便、皮肤是否正常，有无特殊生活习惯等。

3. **心理状况**　评估患儿注意力障碍程度以及干扰因素，患儿有无学习困难，是否有冲动、自残行为和品行问题等。

4. **社会功能**　评估患者的性格特征、家庭环境，家庭和学校的教育方法对患儿的影响。

5. **实验室及其他辅助检查**　血尿粪常规检查、生化检查、脑电图检查、头颅 MRI 检查、脑脊液检查等。

（二）护理诊断

1. **有对自己或对他人实施暴力的危险**　与好冲动、情绪不稳、无法自控有关。
2. **有自伤的危险**　与患儿冲动任性、自残行为有关。
3. **社交交往障碍**　与患儿注意涣散、沟通不良有关。
4. **营养失调（低于机体需要量）**　与患儿活动过多、消耗过大有关。

（三）护理目标

1. 患儿能有效地控制自己不良情绪，不出现对他人及自己的伤害。

2. 患儿有安全意识，控制冲动行为，不发生躯体伤害。

3. 患儿能维持注意力，能与他人沟通，社交能力改善。

4. 患儿营养状况能满足自身体力的过多消耗，营养状态正常。

（四）护理措施

1. 安全护理 保持安静舒适的环境，加强安全管理工作，清除危险物品，密切观察患儿活动环境及行为有无冲动及情绪不稳，患儿出现急躁情绪时，正确引导、缓解不适，根据不同年龄段设置游戏设施，以供娱乐，但要限制患儿做竞争性或冒险性如登高攀爬等游戏。密切观察病情变化，防止患儿因精细协调动作笨拙或动作粗大而造成损伤；防止由于冲动行为发生毁物、自伤或遭受他人的威胁和伤害。

2. 生活护理 提供合理的营养，训练和督导患儿的个人卫生，保证充足睡眠。

3. 多动的护理 指导患儿进行各种训练，逐渐控制多动、冲动和攻击行为，使其听从指挥，增强自尊心和自信心。对患儿进行社会技能训练，锻炼与他人交往合作的能力，逐渐延长其与人交往的时间，在训练中不断鼓励与支持其完成训练内容，提高学习能力训练，可安排特殊环境学习。如让多动症儿童与有同情心的伙伴多接触、参加某些运动队的活动；训练儿童的沟通和应对技能，如学会谦让和与伙伴友好相处。为多动症患儿提供良好的能继续完成社会化的环境，可以帮助他们正常成长，成为一个健康有用的人。

4. 药物护理 密切观察服药情况，提高其依从性，并检测药物的不良反应。

5. 心理护理 与患儿建立良好的护患关系，与家长和老师配合，创造条件让其发挥优点，提高自尊心与价值感。掌握患儿的特长、兴趣、爱好，发挥其积极性，培养患儿良好的生活规律，从日常生活小事中培养患儿专心的习惯。

6. 健康教育 向家长宣教本病的相关知识，强调患儿坚持训练注意力和自控力的重要性，加强家庭、学校的联系，共同开展儿童心理卫生工作。开办父母辅导班，组织父母学会前后一致的、正性的、有效的行为矫正方式对于治疗多动症是很有帮助的。告知家长孩子的问题并不是他一个人的问题，而是这个家庭问题的反映。因此，对多动症的患儿配合家庭治疗与护理，通过改善家庭结构与功能状态来改变患儿的病症就显得非常重要。

第四节 品行障碍患者的护理

品行障碍指儿童少年持久性违反与其年龄相应的社会道德规范和行为规则，侵犯他人或公众利益的行为。这些异常行为较之正常儿童的调皮或少年的逆反行为更为严重。品行障碍主要包括局限于家庭内的品行障碍、未社会化的品行障碍、社会化的品行障碍和对立违抗性障碍。国内调查发现该病患病率为 1.45% ~7.35%，男性高于女性，男女之比为 9:1，患病高峰年龄 13 岁。

一、病因

（一）遗传及其他生物学因素

对双生子的研究发现反社会行为在单卵双生子中的同病率高于双卵双生子，寄养子研究发现若亲生父母有违法或犯罪，孩子寄养到社会经济地位低下家庭或由自己抚养，孩子反社会性行为出现率高。若亲生父母之一有犯罪史，被寄养孩子的犯罪危险性是其他人群的 1.9 倍。雄性激素水平高的男性儿童出现攻击和破坏行为的倾向增加。此外，智商低、围生期并发症等因素也与品行障碍发生有关。

（二）家庭因素

不良的家庭因素是品行障碍的重要病因。这些因素包括：父母患精神疾病、物质依赖、精神发育迟滞、父母与子女之间缺乏亲密感情联系，对待孩子冷漠或忽视、挑剔、粗暴，甚至虐待孩子，或者对孩子过分放纵，不予管教；父母之间不和睦、经常争吵或打斗、分居或离异；父母有违法犯罪行为。

（三）社会环境因素

经常接触暴力或黄色媒体宣传，接受周围人的不正确的道德观和价值观，结交有抽烟、酗酒、打架斗殴、敲诈、欺骗、偷窃等行为的同伴等都与品行障碍发生有关。

二、临床表现

（一）反社会性行为

这是一些不符合道德规范及社会准则的行为。表现为在家或在外偷窃贵重物品或大量钱财，或勒索、抢劫他人钱财，或入室抢劫；强迫与他人发生性关系，或有猥亵行为；对他人进行躯体虐待（如捆绑、刀割、针刺、烧烫等）；持凶器（如刀、棍棒、砖、碎瓶子等）故意伤害他人；故意纵火；经常逃学，擅自离家出走或逃跑，流浪不归，不顾父母的禁令，常在外过夜；组织小集团一起肇事作案，甚至参与帮派或社会不良团伙的违法行为，可发展为集团犯罪等。

（二）攻击性行为

表现为对他人的人身或财产进行攻击，如经常挑起或参与斗殴，采用打骂、折磨、骚扰及长期威胁等手段欺负他人；虐待弱小、残疾人和动物；故意损坏他人财产或公共财物等。当自己情绪不良时也常以这些攻击性方式来发泄内心痛苦和矛盾。男性多表现为躯体性攻击，女性则以语言性攻击为多。

（三）对立违抗性行为

主要见于 9~10 岁以下儿童年龄，具有显著违抗、不服从和挑衅行为。表现为以自我为中心，经常说谎，常怨恨他人，怀恨在心或心存报复；常拒绝或不理睬成人的要求或规定，长期不服从；与成人争吵，与父母或老师对抗；好支配和指责他人，自私，缺乏同情心，缺乏人际关系的协调性和友谊感；好发脾气，经常暴怒，不易接受批评，多为自己辩护，故常被伙伴厌恶。

（四）合并问题

常合并注意缺陷与多动障碍、抑郁、焦虑、情绪不稳或易激惹，可伴有发音障碍，如言语表达和接受能力差，阅读困难、运动不协调智商偏低、注意力不集中和多动遗尿等。

三、治疗原则

采用心理治疗以及家庭、学校和社区共同参与的心理社会干预为主的综合性个体化治疗方案。并且，只有尽量在儿童少年出现品行障碍早期及时发现家庭和社会的相关危险因素，采用积极的干预措施才能取得较好的效果，反之则疗效较差，预后不良。

（一）家庭治疗

协调家庭关系，化解家庭矛盾，减少父母的不良行为习惯，为此家庭成员，尤其父母必须合作，通过评估后制订治疗方案才能收效。

（二）行为治疗

主要针对患者进行，根据患者的年龄和临床表现，可以选用消退法和游戏疗法等。治疗的目的是逐渐消除不良行为，建立正常的行为模式，促进社会适应行为的发展。

（三）认知疗法

重点在于帮助患者发现自己的问题，分析原因，考虑后果，并找到解决问题的办法。认知疗法和行为治疗相互结合，可促使儿童少年的认知、情感及行为发生变化。

（四）药物治疗

并无有效药物，只能对症治疗。对有攻击行为者可选用奋乃静、盐酸硫必利、氟哌啶醇，或第二代抗精神药如喹硫平、奥氮平、利培酮等；对有多动性行为者可选用哌醋甲酯等；对抑郁、焦虑、强迫、恐怖情绪者，可选用三环类抗抑郁药如阿米替林，或选择 5 - HT 再摄取抑制剂如氟西汀、帕罗西汀等；对焦虑者以苯二氮䓬类药为宜；对强迫恐怖者可选用氯米帕明、帕罗西汀、氟西汀等药物。

四、护理

（一）护理评估

1. 健康史　　既往的健康状况，有无较正常儿童易患某些疾病。

2. 生理功能 身高，体重，有无畸形和功能障碍，有无饮食障碍和营养失调，有无受伤的危险（跌倒、摔伤），有无感染等。

3. 心理功能

（1）情绪状态 有无焦虑、抑郁、恐惧、易激惹或情感迟钝。

（2）认知功能 注意力、记忆、智能等。

（3）行为方面 患儿有何异常行为及严重程度，哪些问题最需要解决。

4. 社会功能

（1）生活自理能力 穿衣、吃饭、洗澡、大小便能否自理。

（2）环境适应能力 学习能力、语言能力、自我控制与自我保护能力、社交能力。

5. 其他 有无家庭养育方式不当、父母不称职；家长对疾病有不正确的认知和偏见；有无现成或潜在的家庭矛盾和危机；有无家庭无法实施既定的治疗方案；是否伴随有多动障碍、违拗行为、情绪障碍及发育障碍。

（二）护理诊断

1. 有暴力行为的危险 与性情特点、遭同伴拒绝、父母角色功能不良有关。

2. 家庭应对无效 与对立性违抗有关。

3. 对治疗不依从 与不良性格特征、拒绝承认问题、对他人存敌意有关。

（三）护理目标

1. 对患者进行行为矫正，使其遇到挫折时能积极面对，不伤害自己和他人。

2. 患者能听从父母的管教，并指导患儿父母正确认识疾病。

3. 患儿服从治疗和护理。

（四）护理措施

1. 针对患儿的社会退缩行为，主要是消除其焦虑情绪，改善社会交往能力，培养良好的社会交往行为模式。

2. 针对患儿品行障碍和攻击行为，主要是不强化，使患儿感到对他人的行为未引起其他人的注意，而减少负性强化，使攻击行为减少；给予警告，让患儿与无攻击行为的儿童在一起，或让他们看到有攻击行为的儿童受到的惩罚，从而减少攻击行为。还有行为治疗，运用正性强化法，在良性行为后加以强化，如给予肯定、表扬、奖励以增强亲社会行为；鼓励患儿参加集体游戏或合作游戏，强化良性行为，以适应社会需要。

3. 心理护理 用耐心、诚心、爱心与患儿建立良好的护患关系，取得他们的信任和合作。用适当的方式对患儿讲解疾病的性质，让患儿对自己的病态行为有清醒、正确认识，以支持、肯定和给予希望的语言与患儿交流，使患儿树立战胜疾病的信心。

4. 健康指导 提高家长的识别和处理能力，正确认识疾病，协调好家庭关系；协助家长观察患儿表现，强化在家庭中所取得的成绩，提高老师的识别能力和处理问题的能力。

第五节 情绪障碍患者的护理

儿童少年期情绪障碍是起病于儿童少年时期以焦虑、恐惧、强迫、抑郁、羞怯等为主要临床表现的一组精神疾患。主要包括离别焦虑障碍、恐怖性焦虑障碍、社交焦虑障碍、同胞竞争障碍等。据国内调查显示，儿童少年期各类情绪问题的发生率为 17.7%，女性多于男性，城市患病率高于农村。

一、病因

引起儿童情绪障碍的原因包括遗传、易感素质；幼儿期养成的胆怯、敏感、过分依赖等；家长对儿童过分保护或过分严厉、苛求、粗暴等不当家庭教育方式；儿童患躯体疾病等。当儿童遇到一些心理应激因素，如初次上幼儿园、转学、受批评、学习负担过重、父母离异等促使发病。

二、临床表现

1. 儿童分离性焦虑障碍 指儿童与他所依恋的对象分离时产生过度的焦虑情绪，依恋对象多是患儿母亲。多发生在 6 岁以前，主要表现为儿童与所依恋的对象分离时产生过分地不安和焦虑行为，可伴有躯体生理反应，如头痛、腹痛、胃痛、恶心呕吐、睡眠障碍等症状。患儿在没有依恋对象陪同的情况下不外出活动，晚上不愿意上床就寝或反复出现与分离有关的噩梦。

2. 儿童恐惧症 多发生在学龄前儿童，表现为儿童持续性或反复发生对日常生活中某些客观事物和情境产生过分的恐惧情绪，并竭力回避这些事物和情境，使患者的日常生活和社会功能受损。

3. 儿童社交焦虑障碍 指对新环境或陌生人产生的焦虑、恐惧、回避行为。在进入新社交环境或社交场合时，出现明显的痛苦和不适，如哭喊、要求离开等。但他们与父母或熟悉的人社交良好，在他们面前，能高兴的玩耍谈笑。

三、诊断标准

CCMD - Ⅲ诊断标准如下：

(一) 儿童分离性焦虑症

1. 症状标准 儿童与其依恋对象分离时产生过度的焦虑情绪，至少有下列 3 项：

（1）过分担心依恋对象可能遇到伤害，或害怕依恋对象一去不复返。

（2）过分担心自己会走失、被绑架被杀害，或住院，以致与依恋对象离别。

（3）因不愿离开依恋对象而不想上学或拒绝上学。

（4）非常害怕一人独处，或没有依恋对象陪同绝不外出，宁愿待在家里。

（5）没有依恋对象在身边时，不愿意或拒绝上床就寝。

（6）反复做噩梦，内容与离别有关，以致夜间多次惊醒。

（7）与依恋对象分离前过分担心，分离时或分离后出现过度的情绪反应，如烦躁不安、哭喊、发脾气、痛苦、淡漠，或社会性退缩。

（8）与依恋对象分离时反复出现头痛、恶心、呕吐等躯体症状，但无相应躯体疾病。

2. 严重标准　日常生活和社会功能受损。

3. 病程标准　起病于 6 岁前，符合症状标准和严重标准至少已 1 个月。

4. 排除标准　不是由于广泛性发育障碍、精神分裂症、儿童恐惧性症以及具有焦虑症状的其他疾病所致。

（二）儿童恐惧症

1. 症状标准　对日常生活中的客观事物或情境产生过分的恐惧情绪，出现回避、退缩行为，影响正常生活的程度。

2. 严重标准　日常生活和社会功能受损。

3. 病程标准　符合症状和严重标准至少一个月。

4. 排除标准　排除精神分裂症、心境障碍、癫痫所致精神障碍、儿童广泛焦虑症、广泛发育障碍等疾病。

（三）儿童社交恐惧症

1. 症状标准

（1）与陌生人（包括同龄人）交往时，存在持久的焦虑，有社交回避行为。

（2）与陌生人交往时，患儿对其行为有自我意识，表现出尴尬或过分关注。

（3）对新环境感到痛苦、不适、哭闹、不语或退出。

（4）患儿与家人或熟悉的人在一起时，社交关系良好。

2. 严重标准　显著影响社交（包括与同龄人）功能，导致交往受限。

3. 病程标准　符合症状标准和严重标准至少已 1 个月。

4. 排除标准　不是由于精神分裂症、心境障碍、癫痫所致精神障碍、广泛性焦虑障碍所致。

四、治疗原则

1. 心理治疗　包括支持性心理治疗和家庭治疗。支持性心理治疗主要通过与患儿的交谈及观察，建立起信任的关系，并对患儿所表现的恐惧不安、焦虑和痛苦给予充分的理解，在此基础上劝导、鼓励、反复保证以减轻患儿的疑虑、恐惧和不安。家庭治疗是将患儿和家庭其他成员共同作为治疗的对象，因为患儿的症状并非仅仅是个体的症状，而可能是整个家庭的病理问题在患儿身上反映出来。因此，儿童情绪障碍单靠药物治疗可能难以痊愈，家庭治疗也非常重要。

2. 药物治疗　是儿童情绪障碍的重要治疗方法。对心理治疗无明显改善的患儿，可使用比较系统的药物治疗以有效地控制和缓解患儿的症状。儿童情绪障碍药物治疗的种类与成人基本相同，主要是抗焦虑、抗抑郁类药物。对于学龄前儿童，一般推荐使用抗焦虑药物。但需要经常反复服用者，最好不要长期使用同一种药物。

五、护理

（一）护理评估

1. **健康史**　评估母亲孕产史、患儿既往健康状况、家族遗传史。

2. **生理状况**　评估病人的一般状况、生命体征、营养、进食、排泄、睡眠、大小便、皮肤是否正常，生活是否自理。

3. **心理状况**　评估患儿焦虑、恐怖等行为的严重程度或躯体方面的表现，是否属于正常范围，是否符合他们的年龄发展水平。评估一般状况与外表、行为，如与患儿交谈时是否能顺利进行，有无退缩、胆怯、害羞等。

4. **社会功能**　评估与同伴的交往、学习能力和学业表现如何。评估家庭是否和睦，父母教养方式是否合理，环境是否安全等。

5. **实验室及其他辅助检查**　脑电图检查，脑脊液检查等排除器质性因素。

（二）护理目标

1. 患儿能认识焦虑、恐惧的表现与应对方式。
2. 患儿能增加心理和生理上的舒适感，消除焦虑与恐惧。

（三）护理措施

1. **安全护理**　与患儿建立良好的人际关系，为其提供一个没有威胁气氛且富有情感的环境，鼓励患儿多参加集体活动，增进交流。

2. **生活护理**　保证患儿的生活需求，满足合理需求，培养良好的生活习惯。

3. **特殊护理**　对可能发生的情境进行预测，如有可能发生变化时提前告诉患儿；了解患儿在学校的困难，是否怕被同学欺负，或成绩不佳怕被老师批评等。取得学校及家庭多方面的合作和理解，解除患儿的精神压力，并为其创造良好的条件，恢复其自信心，消除恐惧。

4. **用药护理**　对服药治疗的患儿要注意药物副作用，及时给予对症处理，同时保证患儿营养供给。

5. **心理护理**　尊重和理解患儿。运用语言或非语言技巧表达对病人的关心与支持。鼓励患儿表达内心的想法，调动积极情绪，阻断负性情绪。

6. **健康教育**　向患儿家长宣传有关儿童精神卫生知识，使其掌握教育孩子的正确方法，不要以离别来要挟孩子，对待孩子惧怕上学不要打骂和责怪，不要在他人面前训斥孩子，切忌将患儿独自关闭在家中与社会隔绝。对孩子的微小进步要给予充分的肯定，锻炼孩子的独立社交能力，切忌过分的爱护和恐吓。

【思考题】

1. 简述精神发育迟滞患者的诊断标准和护理措施。
2. 简述儿童孤独症的临床表现和护理。
3. 简述品行障碍患者的临床表现、治疗原则及护理措施。

【案例分析】

张某，女性，6岁，母述女儿出生时有点缺氧，1岁前，父母发现孩子的行为与其他孩子不一样，例如：从来不会表现出让父母抱她，一个人睡醒从来不哭不闹，从小不怕痛，打针、跌倒从不哭叫。2岁后能独立行走和说话，但总是分不清"你我他"，并且表现为对人冷漠，眼睛从不看人，喜欢转圈，发呆，能认识很多玩具和日常用品；读幼儿园后不与同学交往，理解能力较差，不听老师安排，后不再送幼儿园一直在家。家人发现其常独自发呆，偶有喃喃自语，近几个月来，常独自外出乱跑，并有自虐现象。因明显异常，前来医院就诊。

1. 通过分析作出初步诊断。
2. 通过对病人的护理评估，得出护理诊断。
3. 根据护理诊断问题，制订出该病人的护理措施。

第十二章　社区精神卫生护理

学习目标

1. 了解社区精神卫生护理的工作范畴。
2. 熟悉各级护理的工作范畴和要求。
3. 熟悉精神障碍患者康复护理的内容。

第一节　概　　述

一、社区精神卫生护理的有关概念

社区护理是社区精神卫生服务中的重要组成部分，是 21 世纪精神卫生护理发展的一个主要方向。社区精神卫生护理就是利用社区资源，以满足精神卫生服务要求，提高社区人群的生活质量为目的的社区康复护理。其意义是延缓精神疾病的复发，促进与维护社会秩序、增强社会安定。社区精神障碍者的康复护理内容包括心理护理、安全管理、用药指导、睡眠护理、帮助患者自我护理和回归社会。包括社区精神健康和护理两方面的内涵，它不仅注意到个人的精神健康和安宁，而且也注意到社区整个群体的精神健康。它包括精神疾病的预防、精神疾患的恢复与精神健康的促进。

二、社区精神卫生护理的现状与发展趋势

社区精神卫生服务是在 20 世纪 50 年代发展起来的。特别是从 20 世纪 60 年代以来，世界各国社区精神病学发展很快，成为当代精神病学重要的发展方向之一，至今已取得很大成效。国际上很多在医院工作的精神科护士被转聘为全职社区精神科护士并负责照顾院外的精神疾病病人，他们担负起发展社区精神卫生护理，显著地减少了精神疾病患者住院，从而促进患者的康复。

我国在 1958 年全国第一次精神病防治工作会议上，便提出了"积极防治、就地管理、重点收治、开放治疗"的工作方针，把社区卫生服务列为工作重点之一。2013 年 5 月 1 日，《中华人民共和国精神卫生法》正式实施。精神卫生条例的推出，使得精神疾病防治康复工作有了法规保障，规范了社区精神卫生服务的内容，明确了医护人

员的职责。一些城市，如上海、北京，在建立健全精神卫生三级防治网的基础上开展了心理保健知识教育，开设了心理咨询服务，对社区慢性精神患者及康复期精神患者提供治疗、管理、预防复发及康复的全方位服务，从而推动了我国社区精神病防治工作的发展。

调查显示，有半数以上的精神障碍患者家属希望开展社区及家庭护理，患者对精神康复的需求则主要集中在电话随访、日间康复训练、社区医疗护理服务以及上门访视四个方面。而社区护士、社区精神科护士恰恰应具备这四个方面的能力，这将促使未来的社区护士、社区精神科护士成为这个舞台的主角。

三、社区精神卫生护理的工作范畴

精神疾病社区防治的最高目标是预防精神疾病的发生。随着医疗卫生事业的发展和人类对精神健康需求的转变，社区精神科护理服务的范围正在不断地拓展：从对精神疾病的防治扩大到精神卫生保健服务；从预防和减少心理问题及行为障碍的发生，扩展到满足人群对社区精神卫生预防保健服务的需求。而且，近年来在各地社区有关家庭干预、家庭健康教育、家庭病床等以家庭为服务单元的防治、护理研究及经验正在不断充实和丰富着社区精神科护理工作的内容。精神疾病的预防包括三个层次：一级预防（病因学预防）；二级预防（发病前期及临床期）；三级预防（临床预防恶化期）。

（一）一级预防保健中护理工作的范畴和要求

一级预防为病因学预防，在于预防危险因素，防止疾病发生，是在发病前采取措施。护理服务对象为心理健康者，即精神障碍及心理问题发生前的人群。护理的目标是预防精神障碍、心理障碍或精神疾病的发生。此级预防中社区护士的服务范围是：

1. **健康教育**　包括各生理阶段的精神卫生，个人应变能力的培养，提倡娱乐活动，加强一般和特殊学校的精神卫生工作等。

2. **心理咨询**　加强各年龄阶段的精神卫生指导，注重从儿童期到老年期的心理卫生教育，培养个体的应变及适应能力。包括父母咨询、婚姻咨询、高危儿童咨询、为某些教育者、某些社会方案制定者咨询等。

3. **增进精神健康的工作**　如服务对象的自我精神健康保健，社会及环境精神卫生，良好的个人生活方式、工作或劳动条件，适宜的锻炼和劳逸结合等方面。

4. **特殊预防工作**　如消除精神障碍或疾病病因，减少致病因素，提高个体及家庭成员的适应能力，保护高危人群等。

（二）二级预防保健中护理工作的范畴和要求

二级预防又称临床前期预防，此期为精神健康危害发生前期，即发病期病人的早期发现、早期诊断、早期治疗，或需紧急照顾的急性期和危重病人，防止疾病进一步发展。护理服务对象是精神健康危害发生前及发病早期的病人，此级预防中社区护士的服务范围如下：

1. 定期对社区居民进行精神健康的检查

（1）定期对社区居民进行精神检查，确认引起精神健康的危险因素和相关因素。

（2）指导居民按社区护理人员的要求进行自我精神健康的评定，早期发现精神疾病边缘状态者及精神障碍病人。

（3）主动和住院医生联系协作，联系会诊、转诊，及时给予治疗和护理，使护理对象早日回归家庭和社区。

2. 重点照顾护理精神疾病人群及其家庭成员

（1）对于家中的病人，社区护士要根据症状的严重程度联系会诊、转诊。

（2）对于住院的病人，护士要与医生协作，给予及时有效的护理，使病人缩短住院时间，使服务对象早日返回家庭及社区。

（3）对于出院的病人，护士要定期进行家庭访视，并提供精神卫生咨询及相应的护理干预，指导病人坚持治疗、合理用药。

（4）教会家庭成员观察病情及提供必要的应对措施，防止暴力行为和意外事件的发生的方法。

（三）三级预防保健中护理工作的范畴和要求

三级预防是患病后期的危机干预，是特殊治疗，是防止疾病恶化、防止残疾出现的长期照护，是对精神疾病病人的连续性护理活动。护理对象是精神障碍发生后期、慢性期或康复期病人。护理目标是：帮助病人最大限度地恢复社会功能，指导病人正确对待所患的疾病，协助病人减轻痛苦，提高病人生命质量。如慢性病、老年人及临终关怀等。

1. **防止病残**　在治疗、护理过程中，尽可能使患者恢复心理功能和社会功能；预防疾病的复发；减少后遗症和并发症。

2. **康复护理**　坚持做好康复护理工作，使患者早日恢复家庭生活，重获社会生活的能力。康复护理的主要内容为：功能性或调整性的心理康复，各种工娱治疗站、作业站、娱乐站内患者的护理与训练指导，与精神康复有关的健康教育、咨询等。

3. **调整环境**　指导并协助家庭成员调整出院患者或家居患者的生活环境，安排好他们的生活日程，调剂其娱乐与休息，适当地解决与患者精神有关的问题等。

4. **巩固治疗防止疾病恶化**　为做到患者在家庭、社会生活时能继续进行治疗，如访视时督促、协助患者或家庭成员能认真落实按时、按量服药；坚持生活、社会技能训练等。

5. **做好管理工作**　包括康复之家、患者公寓寄养之家的管理，如制定规章制度，注意环境的布置和设施的装备，患者及照顾者的管理等。管理好这些机构，帮助患者充分享受社会生活，预防疾病复发，减轻医院及家庭的负担，同时应用专业知识，结合工作中所得到信息，分析社区服务对象的精神健康问题，制定出比较完善的社区护理管理内容及制度，使患者在家中、在社区得到很好的服务。

四、社区精神卫生护理的工作内容

精神障碍患者社区护理的主要工作内容有以下几个方面：

（一）预防精神残疾发生

精神疾病往往存在社会功能一定程度的受损，病程迁延，有时受症状控制，出现社会退缩、与人脱离，还有的出现自残身体，最终导致精神残疾，严重影响劳动能力。社区护理重要目标之一就是防止衰退，防止精神残疾的发生。

（二）进行精神残疾障碍普查

残疾人的比例、数量和类型构成，致残原因分析，教育情况，社区护理工作中应首先了解社区护理中应面对的精神卫生状况，了解接受护理的人群中重点护理对象，并相应地了解影响精神障碍与精神残疾的影响因素，以便于早期干预。

（三）精神疾病康复训练

精神病患者随着病情发展，其孤僻、封闭、懒散等症状加重，对其生活、工作、学习等功能造成很大损害。精神病患者康复训练包括健康教育、基本生活技能训练、服药训练、体能训练、社交技能训练、职业技能训练等。通过康复训练，可以培养精神病患者已经降低或丧失的生活自理能力、情感交流能力、语言表达能力、人际交往能力等，达到恢复功能、重返社会的目的。

（四）精神卫生教育康复

向社区广大群众进行社区精神卫生科普知识教育，让他们了解什么是精神卫生，如何识别精神病的早期症状，能对患者早发现、早诊断、早治疗；如何看待精神病和精神患者，怎样正确对待精神患者并做到不惧怕、不歧视，家庭和社会都能接纳患者参加社会活动。要让群众了解精神病常规的药物治疗和心理治疗方法，协助家庭和患者搞好社区康复。增强全民的精神卫生意识，为精神病的社区康复创造一个良好的环境，使人人都拥有健康。

（五）精神疾病职业康复

应用多种形式如患者独立经营的小卖部、流动图书车等多项职业康复项目等，进行工种较简单易做的，如贴信封、糊纸袋、拆纱团、参加病房卫生工作，让患者进行职业劳动。

（六）精神疾病社会康复

精神病患者的社会交往能力往往因脱离社会生活而削弱，慢性患者甚至严重削弱以至丧失。而这项技能对参与社会生活起重要作用，应尽可能促进其恢复。目前对慢性精神病患者已逐渐采取社会交往技能训练，来改善患者对付应激情况能力，提高社会适应能力。

（七）精神患者独立生活指导

主要是针对病期较长的慢性衰退患者。有些患者活动减少、生活懒散、仪表不整，甚至完全不能自理日常生活。具体措施可着重培训个人卫生、盥洗、饮食、衣着、排便等活动，坚持每日数次手把手地督促教导和训练，并可结合奖励刺激。训练必须持之以恒。

第二节　精神障碍的康复护理

一、目的与原则

（一）康复护理的目的

通过各项康复措施，使精神疾病患者因患病丧失的家庭社会功能得到最大程度的恢复，使精神残疾程度降到最低，患病后留有的功能能力得以最大限度地发挥。康复的目的包括以下几个方面：

1. **预防精神残疾的发生**　早期发现患者给予及时充分治疗，结合全面康复措施，达到最好的治疗效果，使多数患者达到治愈和缓解，且巩固治疗，防止复发，防止导致精神残疾的发生。

2. **尽可能减轻精神残疾程度**　对难以治愈的患者，要尽可能防止其精神衰退。对已出现精神残疾者，也应设法逐步提高其生活自理能力，以减轻精神残疾程度。

3. **提高精神残疾者的社会适应能力**　康复的过程就是使患者适应及再适应社会生活的过程，同时也减少对社会的不良影响。

4. **恢复劳动能力**　通过各种康复训练，使患者具有代偿性生活和工作技能，使其能力得以充分发挥。

（二）康复护理的原则

1. **实施早期性、连续性和终生性的康复护理**　早期性是指在判定精神残疾或智力残疾出现时即行康复护理措施。连续性是因社会功能和智力程度提高显效慢、治疗护理时间长，而要连续地坚持康复护理，还包括从医院转入社区后服务对象的康复护理衔接。终生性康复护理是对那些不能恢复患病前社会功能、智力程度的服务对象，应给予终生的护理。

2. **实施渐进性、全面性、综合性的康复护理**　渐进性康复护理指先易后难、先少后多和急需先行的、有计划的循序渐进性护理。全面性康复护理则指康复护理内容包含服务对象身心健康和身心疾病之需求。综合性康复护理为综合多学科理论知识与护理技能，设计和实施医学的、心理的、教育的、家庭的康复护理。

3. 护理角色多元化 如融教育者角色、照顾者角色、治疗者角色于康复护理活动中。对社区服务对象个体及其照顾者行康复健康教育、康复训练指导和康复咨询等护理服务。

二、影响精神障碍者康复的因素

（一）个体因素

个体发病的原因、诱因，如疲劳过度、睡眠缺乏、重大生活事件的发生、各种原因造成的功能状态下降、特殊生理期等均可影响个体病后的康复。

（二）环境因素

1. 环境设置方面 良好的环境设置是精神康复的先决条件。专科病房的康复设施，住院环境的家居化、人性化，住院生活的丰富多彩以及社区精神卫生完善齐全的服务机构如日间医院、农疗基地、工娱治疗站、福利工厂等都有利于患者的康复。

2. 家庭、社会支持系统方面 温暖的家庭、良好的社会支持系统有利于患者的康复。

3. 医护人员的知识、技巧和态度 医护人员扎实的康复知识、积极乐观的心态与充满爱心、耐心的态度，有利于患者的康复。

（三）治疗因素

1. 药物治疗 药物治疗是治疗精神疾病的主要途径。实践证明，相当一部分精神病患者需要长期服药，利于康复，并且不易波动和复发。药物治疗结合康复措施能够把精神疾病的复发率降低到最低的水平，护士要加强宣传和教育，让护理对象了解维持治疗对预防复发的重要意义，帮助家属掌握和识别复发的先兆，并及时采取相应的处理措施。

2. 早期发现，及时有效地治疗 精神障碍若没能及早发现或未得到及时有效的治疗，可使病程迁延，并影响康复，还会使病情加重，甚至造成残疾。

三、精神障碍康复护理的工作内容

1. 生活行为技能训练 这些训练是让精神残疾者逐步掌握其生活环境的行为技能。包括基本维持日常生活活动（ADL）的行为技能和维持社交活动及参加娱乐生活的行为技能（统称为社会交往技能）。

日常生活活动训练主要是针对病期较长的一部分慢性衰退患者。具体措施着重培训，如卫生、饮食、衣着、排便等活动，坚持每日数次手把手地督促教导。除少数已达到严重衰退的慢性精神分裂症外，大多在 2 ~3 周内即有效果。但必须持之以恒，一旦放松，即可恢复原状。

2. 职业技能的康复训练 职业技能康复就是要恢复或明显提高其职业技能，以达到重返社会恢复工作的目的。职业技能康复的内容包括：

（1）**工作技能评估** 即评估患者病前工作能力，这是职业康复效果评定的重要标志及设计康复计划的重要依据。

（2）**工作后的心态调整** 系指患者参加工作后，生活规律有改变，而且必须处理在工作中所遇到的人和事物所造成的精神压力，培训患者应付压力的能力，是搞好职业技能康复的重要步骤。

（3）**工作技能训练** 根据患者原有职业特点、兴趣爱好及目前状态，选择相应的职业技能培训，培训的形式在国外有寄宿公寓、日间住院或夜间住院等，我国一般在精神疾病防治站或残疾人职业培训中心进行。

（4）**保护性工厂劳动** 为患者正式恢复工作或就业前做准备。在此期间仍有护理人员的照料，工作时间较短，但其劳动性质及数量与一般工厂近似，以利于患者恢复工作。

职业技能康复的目标包括：①有自我处置症状的能力，以减轻功能缺陷；②能灵活自如地处置与群众接触所遇到的问题，能和健康人一样生活和工作；③能参加工作中的竞争而获得适合自己的职业；④经济上能独立。为了使患者能保持住自己的工作，医护人员应定期访视患者，予以指导，不断提高工作及适应能力。

第三节 精神障碍患者的家庭护理

一、家庭护理的概念及意义

家庭护理是指在患者的居所内对存在健康问题的患者实施护理的实践，其中患者和他们的照顾者是家庭护理实践的焦点。家庭护理借助家庭内沟通与互动方式的改变，以协助患者对其生存空间有更好的调试。精神障碍疾病尤其是重性精神病大多属于慢性残疾性疾病，会给个人及家庭带来压力。60%~70%的精神疾病病人脱离疾病的急性期后会返回到家庭，家庭常常成为精神疾病病人重要的支持系统，家庭的参与对病人的预防、治疗、康复以及预后至关重要。因此精神疾病患者的家庭护理是精神科护理学的重要内容，其主要目的是向社区的精神疾病患者在家庭里提供整体的护理，帮助患者减轻从医院返回到家庭后的困难，巩固治疗效果，防止疾病复发，恢复社会适应力，提高生活质量。随着护理模式由传统的功能制护理向生物－心理－社会整体护理转变，精神疾病患者的家庭护理显得更为重要。

家庭护理是以家庭系统为单位，把家庭看成一个整体，并在特殊环境中进行心理治疗及护理的过程。其具体做法是借助家庭内沟通与互动方式的改变，以护理人员为主体，直接实施和指导、协助患者的家庭成员实施对患者的护理，以帮助患者对其生存空间能更好地适应。

二、精神障碍患者家庭护理的内容

（一）一般护理

康复护理人员应充分掌握患者的病情状况，与家人共同制订康复护理计划；对患者实施康复技能训练，耐心指导，帮助解决问题，以减轻家庭成员在患者康复护理方面的焦虑情绪和心理压力；应该多与患者及家属沟通，建立良好的护患关系，组织康复患者定期开会，增进患者相互关怀及分享康复过程中面对困难的经验。

（二）病情观察

病情观察是家庭护理中非常重要的环节，动态观察患者的病情变化，及时就医，下列几种现象，往往是病情变化的重要指标。

1. **睡眠规律的变化** 睡眠质量的变化，常是疾病复发的前兆，应该高度重视。

2. **情绪的变化** 最常见的有易激惹、兴奋、焦虑、抑郁等，如果患者近期频繁出现这些情况，应及时就医，并定期评估。

3. **自知力的变化** 自知力的下降也常常是精神病复发的前兆，此时的患者认为自己是健康的而拒绝服药。因此，是否主动服药也可作为观察自知力的指标之一。

4. **整体功能下降** 生活懒散、被动、不讲究卫生、不注意休息；工作缺乏热情，不负责任、纪律性差、兴趣冷淡；学习能力减退。

5. **精神症状复现** 如幻听、幻觉、言行异常等。一般与过去发病症状类似。一旦发现，应立即就诊。

6. **安全防范** 患者的行为往往存在一定的安全隐患，所以必须做好安全的护理，不能疏忽大意。防止自伤或伤及他人，病情严重者须重返医院进行治疗。

（三）生活护理

不少患者由于长期住院治疗，存在不同程度的生活技能缺失，影响了其生活质量和社会交往能力，因此，护理人员应指导家属对患者的生活技能进行训练。生活技能训练是恢复生活能力的最好方法，包括个人卫生自理能力、饮食训练和睡眠训练。家属帮助患者制定合理的生活制度，督促患者尽量自己照顾自己。

1. **生活自理能力训练** 家属应督促患者定时起床，整理床单位，洗脸、刷牙、梳头，并定期理发修剪指甲、洗衣、洗澡，保持个人及居室环境整洁。

2. **饮食护理** 家属应督促患者定时定量进餐，细嚼慢咽，不可暴饮暴食，适量补充蔬菜和水果，保证足够的营养素的摄入。避免进食易引起兴奋的食物如烟、酒、咖啡；对老年患者以清淡易消化饮食为主；儿童患者对营养的要求更高，在配制食物时尽量做到色、香、味、形俱全，以增进患者食欲，防止偏食、挑食，保证足够营养和能量的摄入。

3. **睡眠护理** 精神患者的睡眠质量高低与病情波动有着密切的关系。要为患者提供一个良好的睡眠环境，安静、清洁、空气清新、避免噪声和刺激，建立有规律的休息时间，白天可以让患者参加一些活动，如购物、看报、家务劳动等，晚上按时服药，按时睡觉，养成良好的习惯；睡前不喝咖啡、浓茶等有刺激性的饮料，不看易引起情绪激动的电视、小说等。

4. 居室的布置　　患者的居室要安全、整洁、简单。居室内电灯应安在棚顶，最好用插线或开关，室内不要放可能引起患者或他人危险的物品如：剪刀、农药、绳索、铁锤、热水瓶等。保持居室安静，避免亲友频繁探视。对病情稳定者最好安排和亲人住在一起，不要独居或关锁。

（四）用药的护理

指导家属督促患者按时服药，了解药物的作用及副作用，了解持续用药的重要性；妥善保管药物，根据患者的病情，按剂量服药，对不合作者，护士要亲自督促；密切观察药物的疗效及不良反应，出现不适，及时就医，防止意外发生。临床实践中，常有不少患者不能坚持服药而致病情复发，其主要原因有：自知力未完全恢复，不认为自己有病，不愿意服药；因服药后的副作用导致患者感到疲乏无力，动作迟钝，无法坚持工作；认为长期服药会不利；经济困难或购药不便等。因此，护士要针对这些原因进行有效护理。

下列情况可在医生的指导下停药：①经过系统治疗，病情完全恢复正常，且维持用药已达规定时限，病情无波动，可考虑试停药；②儿童精神病患者原则上维持用药应尽可能短些，但停药应慎重；③妊娠前 3 个月内考虑某些药物的致畸作用，可考虑停药，哺乳期者应考虑停药，若病情不稳或有复发倾向者，则终止妊娠或停止哺乳；④出现严重药物反应者应考虑停药或换药。

（五）心理护理

对精神患者心理护理的目的是指导患者认识自己，理解别人，化解患者的心理冲突，培养患者的自助能力。教会患者家属以正确友好的态度对待精神病患者，多给予患者心理支持、鼓励、安慰；鼓励患者多参加社会活动，做一些力所能及的工作或劳动，指导患者学习有效的心理应对机制来减少在工作、生活、学习中遇到的压力，调整心态，控制情绪、友好的与人交往，帮助他们从矛盾意向中解脱出来，以促进其社会功能的恢复。

（六）健康教育

家庭护理的实施不仅需要护士，还需要家庭成员的共同参与，家庭成员如果能在护士的指导下参与护理过程，可收到事半功倍的效果。因此，加强对患者及患者家属的心理教育和训练是家庭护理非常关键的内容。内容灵活多样：①可为患者及家属举办定期专题讲座或培训，帮助他们学习精神卫生知识并加强对精神疾病特征，常见症状及治疗方法和用药注意事项的认识和了解；②定期举办座谈会，互相交流感受及经验，共同讨论有效的家庭护理应对措施；③告知患者及其家属沟通的重要性，只有不断地沟通，才能促进患者健康水平的提高以及人际交往的能力，家属对患者应该耐心、和蔼、尊重、信任，使患者有亲密感和安全感，有利于患者社会功能的恢复；④正确处理婚姻问题，在充分理解和自愿的基础上结合；⑤为家庭成员提供在应激情况下可以利用的资源，如社区服务、热线电话、自助小组、心理咨询门诊等，以及提供生理、心理健康等咨询的书刊和健康教育手册等；⑥告知家属疾病发生的前兆及诱发因素，如出现睡眠质量下降、情绪波动大、自知力低、整体功能下降、幻听、幻觉等应及时就医；⑦督促患者按时按量服药，注意观察药物的毒副作用。

第十三章 精神护理的相关伦理与法律问题

学习目标

1. 了解精神护理的相关法律概念。
2. 熟悉精神病患者的法定权利。
3. 熟悉精神科护理涉及的法律问题。

第一节 民事行为能力和刑事责任能力问题

多种精神疾病患者存在对生活的重要事物做出合理选择与决定能力的降低，在一些严重的精神疾病患者中，精神疾病症状可能使患者行使法律权利和承担法定义务的行为或资格能力（法律能力）受损。如精神病性障碍往往由于幻觉、妄想等症状直接支配而出现暴力、凶杀等危害行为，而患者并不能理智的理解和判断该行为的性质和后果。为保障患者和公众的利益，需要针对这些问题进行相应的法律规范。我国的《刑法》《民法通则》《精神卫生法》等法律对精神疾病患者有关的法律能力均作了明确规定。在司法精神病学领域受到密切关注的主要法律能力包括以下几类。

一、民事行为能力

简称"行为能力"，是指当事人在处理民事法律关系，如婚姻问题、处理财产、遗嘱、订立合同时有无取得权利和承担义务的能力。也就是公民以自己的意志行为独立进行民事活动和对其过失行为承担相应责任的能力。我国民法规定把行为能力分为三级：无行为能力，限制行为能力和有行为能力。民事行为能力通常取决于年龄和精神状态因素，《民法通则》（1986 年）第十三条规定："不能辨认自己行为的精神患者是无民事行为能力人，由他的法定代理人代理民事活动。不能完全辨认自己行为能力的精神患者是限制民事行为能力人，可以进行与他的精神健康状况相适应的民事活动；其他民事活动由他的法定代理人代理，或者征得他的法定代理人的同意。"第十四条规定："无民事行为能力人、限制民事行为能力人的监护人是他的法定代理人。"第十九条规定："精神患者的利害关系人，可以向人民法院申请宣告精神患者为无民事行为能力人或者限制民事行为能力人。"评定行为能力是民事条件司法精神病学鉴定的基本要求。

有民事行为能力的当事人能理解民事行为的实质，能正确做出真实意思的表达，意味着当事人有能力从事民事行为，同时也能对自己的合法或非法行为负责。

无民事行为能力的当事人既不能辨认本人行为，同时也丧失了控制本人相应行为的能力，也不能对本人相应行为负责。被判定为无行为能力的人，一般应确定专人作为其监护人，以被监护人的名义进行活动，维护被监护人的合法权益。当疾病显著好转或恢复健康时，可以部分撤销或撤销监护，恢复为限制行为能力人或有行为能力人。

行为能力评定要根据医学要件（是否为精神病患者）和法学要件（对民事行为辨认能力状况）两个要件相结合原则进行。医学要件首先确认是否存在精神障碍，法学要件是判定其辨认能力的状况。具体评定可着重考虑这几个方面：①能否理解民事案件的性质和后果；②能否理解各项法律程序的性质；③能否按照自己的意志独立行使民事权利和承担相应的民事义务；④是否具有维护自身合法权益的能力；⑤能否作出正确的主客观一致的意思表示。

二、刑事责任能力

责任能力即是刑法学概念中所表述的刑事责任能力，指当事人实施了刑事法律所禁止的行为，应当承担的法律后果。刑事责任是当事人的违法行为侵害了国家利益，对国家承担的法律责任，以司法机关追究刑事责任的方式体现。同时也依法进行刑事诉讼活动，以保护诉讼参与人的合法权益。按照刑事犯罪当事人承担刑事责任的程度，分为具有责任能力、无责任能力和部分责任能力（或限定责任能力）三种情况。

（一）具有责任能力

具有责任能力的被告人，是判定犯罪的先决条件，即具有责任能力的人做了危害社会的活动，才认为是犯罪，并应负刑事责任。惩罚手段也只适用于这种具有责任能力的人。一个正常人具有辨认周围环境、事物、人物及其相互关系并调节和控制自己行为的能力，即能理解自己的行为是否符合社会的要求，意识到自己对其所负的责任，具有这种能对本人行为负责的能力，即称为具有责任能力。具有责任能力的行为人能够正确认识自己行为的性质、意义、作用和后果，并能依据这种认识自觉选择和控制自己的行为，对自己所实施的违反刑法规定的危害社会行为承担刑事责任。具有责任能力的行为人实施了危害社会的行为，是判定其犯罪的先决条件，应当负刑事责任，受到法律的制裁。

（二）无责任能力

同时具备以下两个标准，可判定为无责任能力。

1. **医学标准** 行为人患有某种精神障碍，且处于疾病的发病期。
2. **法学标准** 行为人对自己所实施的危害社会的行为丧失辨认或控制能力。

医学标准是判定无责任能力的客观依据，法学标准说明精神障碍的性质和严重程度，两个标准必须共同具备，即精神障碍在不能辨认或控制自己行为的严重程度时，才能判定为无责任能力。对无责任能力的人造成危害社会的行为，不负刑事责任，但应当责令他的家属或监护人严加看管和医疗，在必要的时候，由政府部门强制医疗；间歇性的精神病人在精神正常的时候犯罪，应当负刑事责任；尚未完全丧失辨认或控制自己行为能力的精神病人犯罪的，应当负刑事责任，但是可以从轻或者减轻处罚；醉酒的人犯罪，应当负刑事责任。

（三）部分责任能力或限定责任能力

处于有责任能力与无责任能力中间的责任能力不完全状态，称为部分责任能力或限定责任能力。

现将各种精神障碍大致分为三类，分别讨论其责任能力问题。

一是严重的精神病状态，如精神分裂症、心境障碍、麻痹性痴呆、短暂性意识障碍等。由于病人丧失了辨认和控制自己行为的能力，一般都判定为无责任能力。

二是某些器质性障碍，如部分精神发育迟滞、脑血管病所致精神障碍、脑外伤等。因一般个性基本特征尚保存，认知、意识障碍可不严重，此时，要根据实际情况，一般可判定为限定责任能力或无责任能力。

三是无器质性损害的精神障碍，包括神经症、病态人格等。多数学者认为，对病态人格者应判定为有责任能力；少数学者认为，应判定为限定责任能力。对神经症一致认为应判定为有责任能力。为了搞好鉴定工作，精神科医生、司法人员及刑法学者应加强联系，相互学习和帮助，这对及早明确精神病人的诊断、正确地判定责任能力问题、迅速地结案、妥善地处理被鉴定人的善后安排都具有现实意义。为了达到这一目的，司法人员有必要学习司法鉴定的知识，了解在什么情况下应该指定司法鉴定，也有利于理解鉴定的程序和要求，以及鉴定医师所提供的鉴定意见。这样，双方才能更好地相互配合并完成鉴定工作。

第二节　精神障碍患者的法定权利及维护

一、精神障碍者的法定权利

精神患者的各项合法权利必须得到尊重，是人类文明进步的重要体现，精神患者的权利也和其他所有公民的合法权利一样，受到我国宪法及其他各项法律的保护。但不可否认的是，由于受到某种观念的影响，精神疾病尚未和其他各种疾病一样，被科学地视作广义的身体疾患，而是被看作某种与社会格格不入的怪异现象，致使精神患者的权益不能很好体现。根据《中华人民共和国精神卫生法》及其他相关法律法规，总结精神疾病患者所享有的法定权利如下：

（一）生命权

即患者有权得到医疗与护理，任何患者都享有医疗的权利，患者享有的医疗权应该是平等的。精神病患者可能是丧失了理智，可能会拒绝就医，但他的生命权依然不容剥夺，生命权是患者最基本的权利。

（二）人身自由和人格尊严权

对精神疾病患者，最基本的权益就是人生自由权，但是作为社会中的弱势群体，无论是在医疗机构中还是机构外，患者的这一权益很容易受到损害。除非对本人有危险或者对他人的安全构成威胁，不得加以非法的手段虐待；任何组织或者个人不得歧视、侮辱、虐待精神障碍患者，不得非法限制精神障碍患者的人身自由；新闻报道和文学艺术作品等不得含有歧视、侮辱精神障碍患者的内容；精神疾病患者享有通讯、会见来访者之权利，精神医疗机构非依患者病情或医疗需要，不得予以限制。

（三）知情权和决定权

知情同意指在医疗过程中，同意或拒绝决定应当建立在充分知情的基础上，由具有决定能力的患者自愿做出。在不对自身和他人造成危害的前提下，精神疾病患者享有自愿治疗权；精神疾病患者及其监护人有权了解患者病情、诊断结论、治疗方法以及可能产生的后果；医疗或者教学机构需要精神疾病患者参与医学教学、科研或者接受新药、新治疗方法的临床试验的，应将参与这些活动可能产生的后果书面告知本人或者其监护人，或近亲属，并取得书面同意。

（四）隐私权

未经患者本人允许，有关单位和个人应当对精神障碍患者的姓名、肖像、住址、工作单位、病历资料以及其他可能推断出其身份的信息予以保密；医患关系一旦建立，医生就自动承担起保证患者隐私不予泄露的义务。但不是绝对的，依法履行职责需要公开患者身份的情况除外；因学术交流等原因需要在一定场合公开精神疾病患者病情资料的，应当隐去能够识别该精神疾病患者身份的内容。

（五）受教育、医疗和劳动就业权

公民无法获得医疗保健、受教育、就业等权利也是对人权的侵犯，精神障碍患者的教育、劳动、医疗以及从国家和社会获得物质帮助等方面的合法权益受法律保护。精神疾病患者依法享有受教育、就业等方面的权利，有利于患者的康复及回归社会。学校对于已康复的精神疾病患者，除能证明其无胜任能力，不得以曾经患精神疾病为由拒绝入学、应考。精神疾病患者享有参加与其身体、精神状态相适应的生产劳动并取得相应的报酬的权利。

（六）合法财产权

由于精神疾病患者不能辨认自己的行为，缺乏判断和处理财务的能力，因此，应当为其设置监护人。任何人不得通过非法手段获取或损毁其财物，若发生应当原物返还或作价赔偿；情节严重构成犯罪者，应依法追究其刑事责任。

（七）女性精神患者权益

女精神疾病患者的性权利神圣不可侵犯，更需要法律保护，明知女方是精神患者，不论采取何种手段与之发生两性关系，均以强奸罪论处，与间歇性精神疾病患者在未发病期间发生性行为，妇女本人同意的，不构成强奸罪。《中华人民共和国残疾人保障法》第五十二条第五款规定：奸淫因智力残疾或者精神残疾不能辨认自己行为的残疾人的，以强奸论外，依照刑法第一百三十九条的规定追究刑事责任。

二、怎样维护精神障碍患者的合法权利

（一）普及精神卫生相关法律知识，增强法律观念

护理人员应学习相关法律知识，特别是对《医疗事故处理条例》《护士管理办法》《中华人民共和国残疾人保障法》《中华人民共和国精神卫生法》举证列举若干问题的规定等与护理人员关系较密切的法律知识要有所了解。当前全社会的法律意识和自我保护都极大地加强，医务工作者更应该知法、懂法、守法，自觉遵守法律，维护精神患者合法权益。

（二）熟知精神卫生患者的法定权益

护理工作者应熟知精神患者各项权益，以患者为中心，保障患者各项权益顺利实施。

（三）严格遵守各项操作规程和熟练掌握业务技能

严格执行各项技术操作规程，注重专业知识和理论的学习，不断充实和更新知识，熟练掌握各种操作治疗和仪器设备的使用，为患者提供高质量的护理服务，保障患者在治疗康复中的权益。

第三节　精神护理涉及的法律问题

法律规定，医疗机构从业人员必须恪守职业道德，重视患者的生命，尊重患者的人格。但是，如果职业道德教育滞后，又缺乏有力度的法律惩处，就有可能出现玩忽职守、侵害患者合法权益的现象。新《刑法》第335条规定："医护人员由于严重失职，造成就诊人员死亡或者严重损害就诊人员身体健康的，处3年以下有期徒刑或者拘役。"精神科护理涉及的法律问题有失职行为和侵权行为，两者虽有区别，但互相有密切联系。

一、失职行为

主观上的不良作为或明显疏忽大意，造成严重后果者，属失职行为。

1. 对危急重患者，不采取任何急救措施或转院治疗，以致贻误诊断治疗或丧失抢救时机的行为。

精神病患者因服毒、外伤等急症就医，护士应按首诊负责的原则视具体情况具体处理，绝不能以其并非精神科范围为由，不请示医生便进行转诊，否则出现严重后果时便会导致法律责任。

2. 擅离职守、不履行职责，以致贻误诊疗或抢救时机的行为。

精神科病房常有意外情况发生，值班护士应按时巡视病房，严守岗位职责。若没能及时发现自缢患者致其死亡，或因失职造成患者走失并在外发生严重事故等，应追究其法律责任。

3. 护理中由于查对不严或查对错误、交接班不清，以致打错针、发错药等行为。

4. 不认真执行消毒隔离制度和无菌技术操作规程，使患者发生严重感染行为。

精神病患者自我保护意识差、反应迟钝、体诉不准确，若护士工作中稍有疏忽，极易造成交叉感染，严重者可发展为毒血症、脓毒血症、败血症致患者死亡。

5. 不认真履行护士基本职责，护理文书书写不实事求是等行为。

护理文书如体温曲线的记录、危重病情记录等，是医嘱和确定治疗措施很重要的依据，记录具有法律意义。在涉及某些医患纠纷案件时，医疗、护理记录常常是关键的证据。

6. 违犯护士道德规范要求，如为戒酒、戒毒者提供酒或毒品等更属严重的渎职行为。

7. 其他失职行为如未对危重患者的生命体征定时检查、未发现精神病患者严重的躯体疾患、甚至疏忽大意将药物剂量看错等。

二、侵权行为

侵权行为是指护理人员对精神病患者的权利进行侵害而导致患者利益受损的行为。

1. **剥夺患者接受治疗护理的权利**　精神科护士应关爱患者，保护其基本权利。

2. **泄露患者病情等隐私，造成严重后果**　精神病患者症状的知情应限制在一定范围，因为病态表现的暴露可能使一些痊愈的患者产生严重的心理伤害。一些患躁狂症的女患者在发病期可有不正常的性行为，如果护士将此暴露出去，就有可能导致严重后果。

3. **非出于病情必需约束患者**　护士约束患者，必须是出于控制病情的需要，如果只是因为患者顶撞了护士或护士的无理要求被患者拒绝，便将其约束起来，显然属违反职业道德。如在约束过程中导致患者骨折或其他严重后果，属于技术事故，但若有主观上的故意企图，或在保护时报复殴打患者，则属严重的侵权行为。

4. **践踏患者的人格尊严**　在患者精神错乱、意识不清、认知障碍时期要弄、嘲笑患者或获取非法利益，都是粗暴的侵权行为。

侵权行为是要法律过问的行为，应承担民事责任。

总之，长期以来，由于人们对精神病患者的偏见，精神病患者社会地位低下，其合法权益经常受到侵害。随着《中华人民共和国精神卫生法》的颁布，有关各项卫生立法将逐步健全，广大精神科护士应更好地学法守法，为精神病患者这一特殊群体的权益受到保护做出应有的贡献。

第四节 精神障碍司法鉴定的受鉴者护理程序

司法精神病学鉴定时对受鉴者的护理是精神疾病司法鉴定的一个重要组成部分，是按照司法精神病学的有关要求，运用临床护理学的基本知识，对实施危害社会行为的当事人、诉讼参与人、关押及服刑犯人患有或可疑患有精神疾病、可疑伪装精神疾病进行司法精神病学鉴定的过程中所采取的特殊护理程序。司法精神病学鉴定时的护理要针对不同类型案件及被鉴定人的各自特点，了解被鉴定人作案过程中及目前的精神状态，观察有无伪装精神疾病的痕迹，并对上述情况及时记录，为精神疾病司法鉴定提供依据，对司法鉴定病房依据有关规章制度进行管理，确保被鉴定人以及医护人员自身的安全，排除各种来自外界的干扰，以利于鉴定工作顺利完成。

由于司法精神病学鉴定护理对象及护理内容的特殊性，所以要求承担护理任务的护士要具有高度的政治觉悟、良好的医德和组织纪律性以及法制观念、实事求是的科学工作态度、敏锐的观察能力；能够保守案情秘密，遵守有关法律回避制度；除具备一般的精神疾病护理知识外，还应具备一定的法医精神病学、犯罪心理学、法学及社会学方面的知识。

一、护理评估

通过与受鉴者交谈和对受鉴者进行体格检查直接观察，也可以通过对受鉴者的书信等文字材料、手工制品的观察间接了解其精神活动，重点是运用神经病学、心理学及犯罪心理学、精神病学的专业方法进行评估。

（一）直接观察

观察被鉴定者的言语、表情及行为。可直接以交谈的形式了解其精神状态，如思维形式、内容和逻辑性、情感和行为表现等。

1. **一般观察** 入院后除进行神经系统检查外，还包括被鉴定者躯体状态，如生命体征、意识和一般健康状况，有无其他疾病、外伤，个人卫生和生活能否自理，饮食、睡眠、二便情况，以及合作程度和对住院的态度等。

2. **精神状态观察** 首先要观察有无意识障碍、错觉、幻觉及感知综合障碍等；观察思维表达有无思维散漫、思维中断、思维不连贯、赘述等；观察有无思维内容障碍（如各种妄想）及思维逻辑障碍等；情绪稳定性和协调性；意志行为目的性、现实性、实践性、坚定性和果断性等；观察暴力行为的危险，如自杀、伤人、冲动毁物和外走等意外。

3. **特殊观察** 精神障碍有其固定的临床表现和发展规律。有些被鉴定者为了逃避刑事责任而进行伪装，因此护士应充分掌握伪装的特殊心理、行为、动机和伪装者的精神"异常"。例如伪装者常选择痴呆、木僵、缄默、拒食、遗忘、仪表不整、幻觉或伪装兴奋躁动、失眠，但均不能持久，易被识破。

（二）间接观察

通过被鉴定者的作品、手工制品和书信等，了解其中内容，间接了解其精神活动。

（三）评估内容

住院进行司法鉴定者，常是经过门诊或院外鉴定且怀疑有精神异常者，往往因诊断困难，需住院观察，并由护理人员 24 小时对被鉴定者进行监护。因此对被鉴定者除进行一般观察、躯体和精神状态观察外，尚需进行特殊观察。

（四）伪装特征

伪装精神异常有其本身特征，如症状骤然出现或终止；症状有夸张性、过分性；症状易变，易受外界的影响；发作有间歇性；对周围环境敏感，情感反应灵活；强调自己有病等。

二、护理措施

（一）一般护理

1. 被鉴定者应安排在易观察的病室内（或专门的司法鉴定病房），并设专人护理，做到 24 小时监护，随时掌握其各种变化。

2. 护理人员在与被鉴定者接触交谈时，不歧视，不直接涉及案情，不暴露自己的观点，更不能直接指出其伪装表现。

3. 督促和协助被鉴定者的个人卫生及日常生活起居、饮食、睡眠等。

4. 注意躯体变化，防止并发症。如果合并躯体疾病，应及时通知医生给予处理。

（二）安全护理

1. 适当限制被鉴定者的活动，避免伪装者模仿其他的精神病人的症状。

2. 严禁被鉴定者家属及其他人探视，严格控制书信往来，并收集被鉴定者的书写、绘画等资料。

3. 不组织工娱活动，不实行开放管理，严格检查环境安全。

4. 严密观察被鉴定者的认知、情感和行为表现。如消极低沉，应详细交班。

5. 对罪责重大、畏罪自杀的被鉴定者，应提高警惕，做耐心的正面疏导。

6. 对兴奋躁动者，按冲动护理常规进行护理，必要时采取保护措施。

（三）心理护理

护理人员应对被鉴定者进行耐心细致的心理指导，并注意倾听，在交谈中了解被鉴定者的内心活动，以便采取相应的护理措施。

参 考 文 献

1. 郝伟．精神病学．第 7 版．北京：人民卫生出版社，2008．

2. 刘哲宁．精神疾病护理学．第 3 版．北京：人民卫生出版社，2012．

3. 沈渔邨．精神病学．第 5 版．北京：人民卫生出版社，2009．

4. 林国君，王长虹．精神科护理学．北京：军事医学科学出版社，2013．

5. 李丽华．心理与精神护理．第 2 版．北京：人民卫生出版社，2011．

6. 王金爱．精神科护士手册．北京：人民卫生出版社，2013．

7. 周意丹．精神疾病护理学．第 2 版．北京：人民卫生出版社，2011．

8. 郭延庆．精神障碍护理学．第 3 版．长沙：湖南科学技术出版社，2010．

9. 江开达．精神病学．第 2 版．北京：人民卫生出版社，2010．

10. 刘晨．精神科护理．修订版．北京：科学出版社，2003．

11. 张继志，吉中孚．精神药物的合理应用．第 3 版．北京：人民卫生出版社，2003．

12. 陈颧珠，林果为．实用内科学．第 13 版．北京：人民卫生出版社，2011．

13. 林国君．心理与精神科护理学．北京：中国协和医科大学出版社，2014．

14. 武跃明，王荣俊．精神科护理学．第 2 版．西安：第四军医大学出版社，2011．

15. 李凌江．精神科护理学．第 2 版．北京：人民卫生出版社，2006．

16. 马风杰．精神科护理学．第 2 版．北京：人民卫生出版社，2006．

17. 杨铤．精神科护理学．南京：江苏科学技术出版社，2008．

18. 余雨枫．精神科护理学．北京：人民卫生出版社，2014．

19. 雷慧．精神科护理学．第 3 版．北京：人民卫生出版社，2014．

20. 丁炎明．全国护士执业资格考试通关宝典．北京：科技出版社，2014．